PATHOLOGIE ET CHIRURGIE

DU

COL UTÉRIN

PAR

LE Dr BERTET (DE CERCOUX)

Mémoire couronné par la Société Impériale de Médecine de Bordeaux,
dans sa séance solennelle du 25 mars 1865.

PARIS

LIBRAIRIE GERMER BAILLIÈRE

17, RUE DE L'ÉCOLE DE MÉDECINE

1866

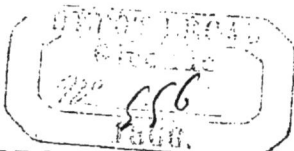

PATHOLOGIE ET CHIRURGIE

DU

COL UTÉRIN

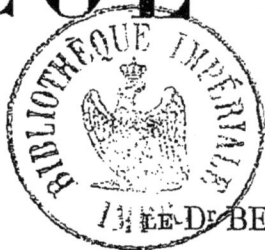

PAR

LE Dr BERTET (DE CERCOUX)

Mémoire couronné par la Société Impériale de Médecine de Bordeaux,
dans sa séance solennelle du 25 mars 1865.

PARIS

LIBRAIRIE GERMER BAILLIÈRE

17, RUE DE L'ÉCOLE DE MÉDECINE

1866

Bordeaux. — Imp. G. Gounouilhou, rue Guirauoe, 11.

COL UTÉRIN

L'importance de la question mise au concours par la Société de Médecine de Bordeaux, ne saurait être douteuse pour quiconque s'est donné la peine de l'étudier.

Les auteurs qui ont traité cette question l'ont fait diversement. Quelques-uns lui ont donné une grande importance ; d'autres s'en sont à peine occupés. Cependant, les lésions de cet organe ont une valeur réelle. Il est donc utile, nécessaire de les étudier, de les décrire, et d'en indiquer le traitement le plus rationnel. Indépendamment de l'intérêt de la question au point de vue de l'humanité, la science aussi y est sérieusement intéressée.

Il est évident qu'une connexion intime, une véritable solidarité même unissent cette question à celle qui traite des maladies de l'organe utérin dans son ensemble. Il n'est pas impossible cependant d'étudier séparément ce qui appartient à l'une et ce qui est le partage de l'autre. Il est vrai, néanmoins, qu'en mainte circonstance le médecin ne peut séparer tel état du col de tel autre du corps : les différentes déviations, les déplacements partiels ou *totaux* sont dans ce cas. Il en est de même encore des différentes formes revêtues par le col de la matrice, qui sont souvent relatives ou même dépendantes de l'état de son corps.

Nous traiterons ici, dans une suite de chapitres isolés :

1º De l'état du col à l'état sain et aux différents âges ; c'est, à notre avis, le seul moyen de pouvoir bien saisir les différentes nuances de l'état maladif ou pathologique, et de les faire *saillir*, de leur donner tout le relief possible par la comparaison ;

2° Des différentes positions occupées par le col, ainsi que de ses différentes formes, formes dues à un état pathologique, les formes normales se trouvant comprises et examinées dans le premier chapitre (¹);

3° Des vices de conformation du col de l'utérus;

4° Des lésions de nutrition, soit aiguës ou chroniques, telles que l'hypertrophie et l'atrophie;

5° Des lésions de la surface externe de l'organe, telles que granulations, ulcères et ulcérations, végétations, etc.;

6° Des affections de l'intérieur ou de la cavité cervicale de l'utérus;

7° Des lésions nerveuses ou de sensibilité;

8° Des polypes du col, soit qu'ils aient pris naissance dans sa cavité, à son orifice, ou sur l'une ou l'autre de ses lèvres;

9° De l'engorgement du col de la matrice;

10° Enfin, du cancer du col de l'utérus.

Dans un chapitre d'ensemble, et qui sera le dernier, nous tâcherons de montrer la juste valeur des différentes méthodes de traitement, et principalement de la cautérisation et de l'amputation; nous dirons encore, dans ce chapitre, ce que nous pensons de l'utilité de l'application du spéculum, et nous prouverons, nous l'espérons, que l'on a quelque peu abusé de son emploi.

Puissions-nous, en nous efforçant de remplir ce programme déjà vaste, ne pas trop rester au-dessous de la tâche que nous nous proposons, et ne pas manquer, de trop loin, le but de la Société qui nous l'impose.

CHAPITRE PREMIER.

DU COL DE L'UTÉRUS A L'ÉTAT SAIN ET AUX DIFFÉRENTS AGES.

Après avoir étudié avec attention cette question dans les auteurs à ma disposition, et n'y ayant pas trouvé une description qui m'ait satisfait, je me décide, sans rejeter entièrement ce qu'en ont dit ces auteurs, à faire cette description d'après mes notes et mes souvenirs.

(¹) On verra pourquoi nous voulons traiter la question de forme, bien que nous semblions l'exclure.

Je dis donc : Le col de l'utérus est cette partie de la matrice qui se trouve placée immédiatement au-dessous du corps, et est comprise entre son orifice, en bas, et les limites supérieures de l'insertion du vagin sur elle, qui la séparent du corps, en haut.

Sa forme, le plus ordinairement cylindroïde, est quelquefois un peu renflée à son milieu ; quelquefois, mais rarement, pyramidale, à quatre faces, dont les latérales sont moins développées que les antérieure et postérieure. J'ai tout récemment rencontré cette conformation chez une fille vierge, de vingt à vingt-cinq ans. Sa longueur, qui est très variable, est, en général, de deux à trois centimètres ; elle diffère selon qu'on l'envisage en avant ou en arrière, à cause de l'insertion du vagin, qui se fait plus haut en arrière qu'en avant. L'extrémité supérieure du col est donc, pour moi, limitée en haut par l'insertion du vagin (¹). La portion vaginale porte aussi le nom de *museau de tanche*. Si ce nom n'était pas tellement consacré, je dirais qu'il doit être abandonné, car il est loin de représenter toujours la réalité des choses. Ce museau de tanche, qui n'en est pas toujours un, est percé d'une ouverture qui varie de forme. Le col de l'utérus est recouvert, dans toute sa partie vaginale, par une membrane muqueuse qui, à l'état sain, est lisse et rosée. La consistance du col de l'utérus, quoique variable, quand il est parfaitement sain, chez les vierges au moins, se rapproche de celle de l'ivoire ramolli ou flexible.

Chez les femmes qui n'ont pas eu d'enfants, et qui ont subi les approches de l'homme, cette consistance est moindre ; chez celles qui ont eu des enfants, elle varie tellement de l'une à l'autre, qu'il est impossible d'en rien dire de positif.

Le canal intérieur du col est cylindrique, un peu renflé à son milieu, et présente des rides transversales appelées *lyre* ou *arbre de vie*, des follicules connus sous le nom d'œufs de Naboth, etc., etc.

___

(¹) Ce n'est pas, je le sais, la manière de voir de tout le monde, surtout des anatomistes ; mais ici, je veux moins faire l'anatomie du col de l'utérus que le décrire à mon point de vue. (Voir, pour plus de détails, les livres classiques, et surtout la brochure si rare et si complète de M. E. Forget, intitulée : *Étude pratique et philosophique du col de la matrice, considéré sous le triple rapport de son anatomie normale et tératologique, de sa physiologie et de sa pathologie, etc.*, etc. Année 1859.)

Je ne crois pas devoir, pour des raisons faciles à deviner, m'étendre davantage sur cette partie du col utérin.

Mais ce qui me paraît très important, c'est d'insister sur l'état du col aux différents âges de la femme.

Chez les petites filles, et jusqu'au voisinage de la puberté, le col est proportionnellement plus développé que le corps; c'est le contraire plus tard. L'orifice du col varie aussi beaucoup selon l'âge auquel on l'examine : chez les vierges, il est généralement arrondi, presque circulaire et très petit; il s'agrandit et s'allonge un peu chez les femmes mariées et nullipares; il forme une véritable fente transversale, avec deux lèvres plus ou moins intactes et régulières, chez les femmes qui ont eu des enfants. Le col varie aussi beaucoup, aux différents âges, quant à son volume, à sa longueur et à sa forme. Il est d'autant plus long (à l'état sain, bien entendu), que la femme est plus jeune et surtout plus vierge; sous l'action du membre viril, il prend du volume et se raccourcit. Il est plus long et moins gros chez la femme vierge que chez celle qui ne l'est plus. La forme du col, cela se laisse pressentir, change aussi beaucoup. Il me semble que le plus grand nombre des auteurs n'a pas assez insisté sur ce point. Chez les vierges, en général, le col de l'utérus est à peu près constamment un peu conique; chez quelques-unes, il l'est tout à fait. Cette disposition persiste même après le mariage, et alors la femme est généralement inféconde. Le col de l'utérus est donc d'autant plus volumineux et plus *mousse* que la femme est plus apte à être fécondée.

Le col diminue de volume dans tous les sens après la ménopause, et d'autant plus que l'on s'en éloigne davantage.

Il finit même, chez bon nombre de vieilles femmes, par s'atrophier au point de disparaître presque entièrement et d'être remplacé par une sorte de petit tubercule à peine perceptible : font exception celles chez lesquelles il y a chute de matrice. Mais ici nous tombons dans le domaine de la pathologie. Il en est encore ainsi de l'allongement et du raccourcissement du col de l'utérus, qui, en dehors d'une certaine limite, toute physiologique et dépendant des rapports sexuels et du nombre des couches, peut et doit toujours être considéré comme ayant perdu son état physiologique et comme étant plus ou moins malade. Aussi, crois-je devoir terminer ici ce chapitre, et renvoyer ce qui me reste à dire sur les différents changements de forme du col de l'utérus au chapitre suivant.

CHAPITRE DEUXIÈME.

DES DIFFÉRENTES POSITIONS OCCUPÉES PAR LE COL DE L'UTÉRUS, AINSI QUE DE SES DIFFÉRENTES FORMES PATHOLOGIQUES.

§ I.

La première partie de notre problème ne doit et ne peut nous occuper ici que bien peu de temps. En effet, les déviations du col de l'utérus, par conséquent les différentes positions qu'il affecte, par rapport à sa position normale (sur le compte de laquelle on ne s'entend guère) et par rapport aux organes voisins, sont toujours plus ou moins sous la dépendance de l'état de l'utérus. Donc, pour que le col occupe plus ou moins exactement sa position normale, ou s'en rapproche le plus possible, il faut que le corps de l'utérus soit, lui aussi, le plus voisin possible de l'état normal.

Nous dirons donc, comme M. Becquerel :

« A l'exemple de Valleix et de presque tous les auteurs fran» çais, nous pensons qu'il faut considérer et dénommer les » déviations en ayant égard à la position du corps de l'utérus, » et n'envisager la situation du col que comme une conséquence » de celle du corps. » (*Traité clinique des maladies de l'utérus et de ses annexes,* t. I, p. 150.)

Il est bon cependant d'être fixé, autant que faire se peut, sur la position normale du col de l'utérus et sur ses différentes déviations; et cela d'autant plus que quelques-unes de ses déviations sont telles, qu'elles constituent, au moins momentanément, un élément morbide de la plus grande valeur.

Quelle est donc la position la plus ordinaire occupée par le col de l'utérus à l'état sain ? Pour répondre à cette question, nous n'aurons pas recours aux auteurs, cela nous mènerait trop loin et nous ferait dépasser le but que nous nous proposons. Nous n'adopterons aucune opinion exclusive, pas plus celle de MM. Boulard et Aran, que celle de leurs adversaires. Nous dirons cependant, à cet égard, avec M. Nonat, que l'antéflexion,

admise par ces auteurs comme la règle jusqu'à la puberté, dépend, plus tard, de l'état de non intégrité du tissu de l'organe au niveau de la séparation du col et du corps. « Les causes ana-
» tomiques de l'antéflexion sont le ramollissement, l'amincisse-
» ment ou la perte de consistance de la paroi antérieure de
» l'utérus, au niveau de l'orifice cervico-utérin principale-
» ment, etc. » (*Traité pratique des maladies de l'utérus et de ses annexes,* p. 500-501.)

Une cause d'illusions et d'erreurs qui semble avoir échappé aux auteurs, et qui cependant me paraît vraie et fréquente, consiste dans l'état de plénitude ou de vacuité des organes creux avoisinant l'utérus, principalement la vessie et le rectum, et secondairement la masse de l'intestin grêle. Une autre cause d'illusions et d'erreurs, moins importante sans doute que la précédente, mais qui l'est assez pour qu'on en tienne compte, consiste dans la position qu'occupe la femme au moment de l'examen. Qui ne comprend, en effet, qu'un organe aussi mobile que l'utérus, et qui l'est d'autant plus qu'il est plus sain et qu'il est moins soutenu par l'état de vacuité des organes environ-nants, changera de position selon les différentes attitudes que prendra le corps de la femme soumise à un examen? Ainsi donc, cette position sera différente, légèrement sans doute, mais réellement, selon que la femme sera debout, assise ou couchée. Que dire maintenant des théories bâties seulement sur des observations nécroscopiques?

Contentons-nous donc de dire, à cet égard, que, la femme étant couchée, si le corps de l'utérus est sain, et que les organes du bas-ventre ne modifient pas trop, par leur état de plénitude ou de vacuité, la direction de son col, celle-ci sera telle que le doigt introduit dans le vagin, et porté directement en haut, le rencontrera d'emblée et presque dans une direction diamétrale-ment opposée à celle suivie par le doigt. Ce qui revient à dire que la situation du col, à l'état normal, est à peu près celle de la direction du détroit supérieur.

Toutes les fois que, dans ces conditions, l'observateur ne rencontrera pas le col dans la direction de la ligne suivie par le doigt, soit qu'il le trouve plus en arrière ou en avant, ou à droite ou à gauche, il peut affirmer qu'il y a une déviation dépendante d'un état pathologique du corps de l'utérus.

Je demande à en faire connaître ici deux exemples remarquables :

Une femme, que je soignais déjà depuis un certain temps pour un engorgement énorme du corps de l'utérus (métrite parenchymateuse chronique), vit un jour le col de cet organe se porter en avant et venir s'appliquer immédiatement contre le pubis, au point d'oblitérer complètement l'orifice de la vessie, et amener ainsi une rétention d'urine, pour laquelle je fus obligé de la sonder à plusieurs reprises. (Voir *Union médicale de la Gironde,* numéro de mai 1860).

En 1861-62, j'ai donné mes soins, à L., à Mme C..., pour une maladie de matrice qui avait été prise, par un chirurgien de Bordeaux, à réputation girondine, pour une maladie des reins, de la vessie, une gravelle, que sais-je ! et traitée en conséquence sans succès. Chez cette dame, que j'ai guérie, je trouvai une déviation du col telle que cet organe se trouvait porté dans la fosse illiaque droite. Il me fut impossible de le *charger* avec un spéculum à quatre valves (1).

Sans aller aussi loin, les déviations du col de l'utérus, toujours sous la dépendance de l'état du corps, sont antérieure, postérieure et latérales.

§ II.

Des formes du col dues à un état pathologique.

J'éprouve ici un certain embarras. Toutes les recherches que j'ai pu faire, dans les auteurs à ma disposition, n'ont abouti qu'à me convaincre de leur silence relativement à la chose dont je veux parler ici : je veux dire d'un changement de forme du col, auquel je ne saurais donner un nom, et que je me vois forcé de décrire pour être compris.

Ce changement de forme, dont je veux parler, a peut-être quelque analogie avec l'atrophie concentrique dont parle Scanzoni, aux pages 60 et 61 de son excellent livre (traduction de MM. Dor et Socin). Je pense cependant qu'il doit en être

---

(1) D'après M. Nonat, le déplacement latéral ne constitue jamais une lésion simple et idiopathique ; « elle se rattache toujours à la présence de quelque tumeur voisine, » et surtout d'une tumeur ovarique, qui repousse l'utérus en masse du côté opposé. » Je dois dire que je ne partage pas cette manière de voir. Dans le cas que je cite, aucune tumeur n'a pu être constatée. Cependant, la malade, mariée depuis plus de dix ans, n'est jamais tombée enceinte; mais le col de sa matrice est très conique.

distingué. Je me réserve, du reste, de parler de l'atrophie et de
l'hypertrophie du col de l'utérus au chapitre intitulé : *Des lésions
de nutrition.*

Je veux parler ici d'un état pathologique assez rare de l'organe
de la gestation, dans lequel cet organe semble avoir perdu de sa
longueur, et avoir un peu augmenté de volume, et avoir contracté une forme plus ou moins arrondie, presque globuleuse.
Ici, le corps de l'organe est plus court, plus arrondi, un peu plus
dur que dans l'état normal. Le col n'existe pour ainsi dire pas;
il est réduit à une sorte de bourrelet. Son orifice est plus large,
plus arrondi que dans l'état normal; il forme une sorte de godet
capable d'admettre le bout du doigt explorateur.

J'ai qualifié cet état de rare. En effet, c'est à peine si je l'ai
rencontré cinq à six fois, depuis vingt-cinq ans, sur plusieurs
centaines de femmes que j'ai examinées. Cet état est également
indépendant du nombre des couches; toutes les femmes que j'en
ai vu affectées, à l'exception d'une seule, n'avaient eu qu'un
seul enfant. Je dois dire cependant ne l'avoir jamais rencontré
chez les nullipares. Ici, l'insertion du vagin se fait circulairement
autour du col, et les différents culs-de-sacs utéro-vaginaux n'existent pas. L'organe est d'une grande mobilité, et a presque toujours son fond porté en avant, c'est à dire qu'il est en antéver-
sion. Le col, dans cet état pathologique sur lequel je ne crois
pouvoir trop insister, semble avoir été refoulé, comprimé de
bas en haut, au point d'avoir presque entièrement disparu. Mais
cependant cette disposition n'est qu'apparente, puisque le col a
gagné en surface ce qu'il a perdu en longueur. En effet, ce que
l'on constate de col, et qui est appliqué contre le fond du vagin,
se distingue à peine du corps de l'utérus. Il n'y a plus, à proprement parler, de canal cervical; il n'y a plus que l'orifice du
museau de tanche. L'organe, pris dans son ensemble, ne ressemble pas mal à un vase arrondi, presque sans col, et dont
l'ouverture, plus grande en apparence que réellement, se termi-
nerait par un rebord épais et légèrement renversé en dehors.

Je sens que cette description n'est pas irréprochable; mais
cependant, telle qu'elle est, elle suffira pour attirer l'attention,
et, celle-ci une fois éveillée, le praticien ne s'y trompera pas.

J'ai vu toujours, sans exception, les femmes affectées de ce
singulier état pathologique guérir difficilement et seulement à

la longue. J'en connais une qui souffre depuis quatre ans, et chez laquelle la guérison est loin encore d'être réalisée. Chez ces femmes, en général, le traitement a peu de prise, le traitement antiphlogistique surtout. Je me suis bien trouvé, dans ces cas, des antispasmodiques, des toniques, et des douches locales d'eau froide.

Les femmes atteintes de cet état, une seule exceptée, sur le compte de laquelle je reviendrai, m'ont toutes offert, concurremment, une foule d'états névropathiques plus ou moins bizarres. L'une ne me parle jamais que du bruit qui a lieu dans ses oreilles, et de ses *palpitations,* qui n'existent que dans son imagination. Une autre se plaint d'accidents névropathiques erratiques et très douloureux, siégeant principalement à la tête, vers le nez, et à l'angle interne des deux yeux. Toutes m'ont paru atteintes de préoccupations tristes et exagérées sur la gravité de leur état. Toutes, à l'exception d'une seule, se *nourrissaient mal,* se plaignaient de l'état de délabrement de leur estomac et du mauvais état de leurs digestions; presque toutes étaient très maigres. Je suis porté à placer cet état sous la dépendance du grand sympathique, dont l'influence sur la nutrition en général, et sur celle de chaque organe en particulier, est immédiate.

Quoi qu'il en soit de cette idée, je pense que cet état de l'organe utérin doit être étudié de nouveau, et ne saurait trop l'être, tant sous le rapport pathologique et thérapeutique que sous celui du pronostic. C'est ici que le praticien ne saurait être trop réservé sous ce rapport. Il se tromperait grandement et compromettrait sa réputation en même temps que la dignité de l'art, en s'en rapportant aux apparences physiques de l'organe, s'il promettait une guérison plus ou moins prochaine. Mieux vaudrait à coup sûr, ici, ne point se prononcer, et s'en rapporter entièrement au temps. Je ne pense pas, cependant, que la vie des femmes soit sérieusement menacée. J'ai donné des soins à une malheureuse femme atteinte de ce genre de lésion, et que son état de fortune, plus encore l'éloignement considérable de sa demeure par rapport à la mienne, ne m'ont pas permis de voir assez longtemps pour obtenir une guérison, et qui, cependant, depuis bien des années continue à jouir de l'amélioration que je lui avais procurée.

Toutes les femmes que j'ai vues atteintes de ce mal étaient dysménorrhéiques et perdaient très peu de sang.

CHAPITRE TROISIÈME.

DES VICES DE CONFORMATION DU COL DE L'UTÉRUS.

Les vices de conformation du col peuvent se rapporter à trois chefs principaux : absence; multiciplité, double ou biforé; oblitération. Une quatrième variété de vice de conformation du col pourrait être mentionnée ici, c'est à savoir, l'amincissement et l'allongement de cet organe, constituant ce que l'on est convenu d'appeler col conique. Mais je préfère renvoyer ce que j'ai à en dire au chapitre consacré aux lésions de nutrition.

Absence.

L'absence du col de l'utérus, à proprement parler, n'existe jamais sans que la totalité de l'organe ne fasse également défaut.

Les auteurs admettent cette absence, plutôt en se copiant les uns les autres que par une conviction basée sur des faits.

Scanzoni ne l'admet que d'après les auteurs, et y croit peu, ne l'ayant jamais observée.

Voici le passage de cet auteur qui implique, à mon avis, une véritable et flagrante contradiction :

« En analysant avec soin les cas d'absence complète de la ma-
» trice, rapportés par les auteurs, on reconnaît que presque tou-
» jours il existait encore quelques rudiments de cet organe, de
» sorte que les faits *constatés et non douteux* de cette anomalie sont
» excessivement rares. Nous sommes d'autant plus porté à cette
» assertion, que, dans tout le cours d'une pratique assez étendue,
» il ne nous a pas été possible d'admettre une seule fois avec
» certitude l'absence de l'utérus. Cependant, comme des auteurs
» dignes de foi prétendent avoir observé ce vice de conforma-
» tion, et que les descriptions qu'ils nous ont laissées des pièces
» anatomiques ne permettent *aucun doute,* nous sommes forcé
» de faire ici une courte mention de ce qu'ils rapportent à ce
» sujet. »

On voit par les mots que nous avons soulignés si notre remarque est fondée.

J'ai été, je le crois du moins, plus heureux que Scanzoni ; j'ai observé ce vice de conformation sur une malade qui m'avait été adressée par mon confrère et ami M. Obissier. Ce fait me paraissant vraiment curieux et intéressant, en même temps que très rare, je me décide à le rapporter ici.

Le voici :

Au mois de mai 1859, mon ami, M. J. Obissier, me présenta une femme vicieusement conformée (absence de vagin ; celui-ci est à peine capable de recevoir le bout du doigt), me priant de voir s'il n'y aurait pas quelque chose à faire dans son intérêt et celui de son mari : elle est mariée depuis treize ans.

Après examen au point de vue seul d'une opération possible, et ayant pensé qu'il y avait lieu de la tenter, je pris jour et heure. Avant de procéder à cette opération, qui fut heureuse, mais que je ne crois pas devoir décrire ici, j'eus l'idée de m'assurer de la présence de l'utérus. J'étais fort peu disposé, *à priori*, à admettre son absence. Le doigt, porté au fond du *godet* qui constitue le vagin tout à fait rudimentaire, ne rencontrait aucun vestige de col. Mais non satisfait de ce renseignement, qui n'était point suffisant et pouvait être totalement illusoire, j'introduisis une sonde métallique dans la vessie, et portant alors le doigt indicateur dans le rectum, il me fut facile de constater l'absence de l'utérus.

En effet, le contact entre la sonde et le doigt explorateur est immédiat : la vessie et le rectum sont séparés par une simple et mince membrane, et aucun corps que je puisse constater n'existe entre eux.

Je répétai à plusieurs reprises cette exploration, et toujours le résultat fut le même ; je la fis faire par mon confrère, qui fut totalement de mon avis.

Si j'ajoute que cette femme, qui est âgée de 34 ans, n'a jamais été réglée, et qu'indépendamment de son vagin rudimentaire, elle porte encore deux hernies *inguinales* volumineuses, non contenues et rentrant avec facilité, quoique constamment au dehors ; si je dis encore que cette femme a deux pubis démesurément longs, je pense porter autant que possible la conviction dans l'esprit du lecteur : car, on le sait, et tous les auteurs sont d'accord à cet égard, l'absence de l'utérus n'existe jamais seule, toujours elle est accompagnée de quelque vice de conformation.

Chez cette femme (car c'en est une), les seins sont régulièrement conformés, leur mamelon offre une grande sensibilité et entre facilement en érection ; les aisselles et le pubis sont recouverts de poils longs et abondants. Malgré ces circonstances et l'aptitude prononcée du sujet aux jouissances que procure le rapprochement des sexes, bien qu'il ne s'accomplisse qu'imparfaitement, surtout avant l'opération, je persiste à penser qu'il y a ici absence totale de l'utérus. Je laisse à d'autres le soin de décider où se trouve le siége réel et précis de ces jouissances…

Je me contenterai de dire, qu'à mon avis, chez cette femme, les ovaires ne font pas entièrement défaut.

Col double, ou biforé.

1° Le col double ne se rencontre guère qu'à l'état rudimentaire. Il emporte avec lui l'idée d'un utérus également double, et toujours alors le vagin, les annexes utérines sont à l'état rudimentaire et ont subi un arrêt plus ou mois complet de développement. Il est probable que l'on a souvent confondu cet état avec l'absence complète de l'utérus. Quand l'utérus est double, ses deux moitiés rudimentaires communiquent avec le vagin.

Il est évident qu'ici l'art n'a rien à faire, et que la médecine et la chirurgie sont également désarmées.

2° Il peut encore se faire que, sans qu'il y ait deux cols, comme dans le cas précédent, un col unique offre deux ouvertures conduisant dans deux loges utérines distinctes, ou dans une seule, ce qui constitue la variété du col dite col biforé. Le plus ordinairement ce vice de conformation atteint également le vagin; il n'en est cependant pas toujours ainsi. C'est ainsi que s'explique d'une manière satisfaisante la superfétation qui, très probablement, n'a lieu que dans des circonstances analogues.

Ici encore l'art a peu à faire. Ces états sont surtout révélés par l'anatomie pathologique.

Si je les mentionne, c'est seulement pour être le moins incomplet possible.

Oblitération.

Ce vice de conformation se rencontre : 1° à l'orifice inférieur; 2° à l'orifice supérieur du col; 3° aux deux en même temps, c'est à dire peut s'étendre à toute sa cavité.

Dans l'oblitération du col qui siége au dessus de son orifice inférieur ou vaginal, il s'agit rarement de membrane, mais d'un développement des fibres mêmes de l'organe, dont la substance constitue l'imperforation; — tandis que l'obtacle placé à l'orifice vaginal est presque toujours dû à une membrane fournie par la muqueuse vaginale, qui tapisse le col dans toute son étendue et ferme son orifice, qui est alors recouvert par cette membrane; — ou une membrane spéciale s'est développée entre les lèvres du col dont elle ferme l'orifice; ou bien encore il y a une véritable imperforation. Dans ce cas, évidemment, la substance même du col constitue l'obstacle.

Ce vice de conformation, qui n'est guère découvert qu'à l'époque où les règles s'établissent, a une gravité réelle et réclame promptement l'intervention de l'art. Dans les cas d'imperforation véritable, il faut opérer un débridement complet, ainsi que l'a fait avec succès M. Caffe, en suivant les règles tracées par M. Vidal (de Cassis).

Dans le cas d'occlusion membraneuse, qui peut n'être qu'incomplète, ainsi que Boyer le rapporte d'après Littre, il faut se hâter de pratiquer une ponction, soit avec un trocart convenable, soit, et de préférence, avec un long bistouri à lame étroite ne coupant que vers la pointe.

Si l'on négligeait d'en agir ainsi, les accidents iraient s'aggravant à chaque période menstruelle, et le sang, s'accumulant dans l'utérus, irait le distendant chaque mois davantage, jusqu'à ce que l'obstacle vînt à se rompre, ainsi qu'on en cite quelques exemples. Il pourrait se faire encore que la rupture se fît par accident, ainsi que Boyer en rapporte un cas d'après Bénévoli, qui, voulant faire pénétrer une sonde dans la vessie, l'introduisit par erreur dans le vagin, et la fit pénétrer dans l'utérus, duquel s'écoulèrent *trente-deux* litres d'une liqueur brune que l'on prit d'abord pour de l'urine sanguinolente, mais qui fut reconnue être du sang. Deux mois après, la malade était guérie.

Mais il peut arriver, il arrive même que la vie ne se prolonge pas assez pour qu'une pareille accumulation puisse s'effectuer.

C'est ce qui eut lieu dans le fait suivant :

Au mois de mai 1848, je vis en consultation avec M. Gaignerot, de M..., une jeune fille de 16 à 17 ans, qui demeurait au village de S..., commune d'O., et qui était souffrante depuis longtemps, mais principalement depuis quelques mois. Les souffrances augmentaient surtout aux époques menstruelles présumées, qui avaient eu lieu trois ou quatre fois. Chez cette jeune fille, le teint était mauvais, la maigreur considérable, l'appétit presque nul, le ventre un peu volumineux à la région sus-pubienne, chaud et douloureux au toucher ; il n'y avait cependant pas, à proprement parler, de véritable tumeur. Cependant, prenant en considération le caractère des douleurs et leur retour périodique, je pensai à un obstacle à l'issue du sang des règles. Un examen, qu'il me fut difficile d'obtenir, me convainquit que j'étais dans le vrai.

Le col de l'utérus ne m'offrit aucune trace d'ouverture, et à son centre se trouvait un point saillant et donnant au doigt la sensation de quelque chose de mou et de presque fluctuant.

Je demandai, de concert avec mon confrère, à pratiquer une ponction, assurant à la malade et à ses parents que cette opération serait peu douloureuse et sans danger, leur assurant en outre qu'une guérison devait s'ensuivre presque immédiatement: ne leur laissant point ignorer qu'en temporisant, le mal ne ferait que s'aggraver, et que même la mort pourrait s'en suivre. Eh bien! malgré tous nos efforts pour persuader ces braves gens et arriver au résultat désirable, nous ne pûmes rien obtenir. J'attribuai mon échec, en grande partie, à la peur que l'idée d'une opération quelconque inspirait à cette jeune fille, et plus encore à sa mère. Je l'attribuai aussi à la douleur véritable que causait à cette fille l'action d'introduire, chez elle, le doigt dans le vagin, dont l'orifice laissé par une membrane hymen épaisse et résistante était très étroit. Je dus donc, à regret, renoncer à toute tentative d'opération et me retirer, après avoir donné quelques conseils, sur l'efficacité desquels je ne comptais guère. J'appris, quelques mois plus tard, que cette pauvre enfant venait de succomber. Je ne puis m'empêcher de croire que le résultat eût été différent s'il m'eût été permis d'intervenir chirurgicalement.

CHAPITRE QUATRIÈME.

DES LÉSIONS DE NUTRITION DU COL DE L'UTÉRUS.

Quoique nous ne trouvions rien ou presque rien, dans les auteurs à ma disposition, qui puisse légitimer le titre de ce quatrième chapitre, nous croyons cependant devoir le maintenir. Nous le maintenons, parce que nous pensons que certaines lésions du col, dont l'étiologie est difficile, ne sont plus actuellement qu'une conséquence éloignée de l'inflammation, et en sont plus ou moins indépendantes. Ce qui les caractérise, ces lésions, c'est le trouble, la perversion de la fonction de nutrition.

Nous croyons devoir mentionner ici l'hypertrophie simple du col de l'utérus, et surtout son atrophie. Nous dirons aussi, à cette place, quelques mots du col conique, bien que ce soit plutôt, à notre avis, une malformation qu'une maladie. Mais ne l'ayant pas fait entrer au nombre des vices de conformation, et ne voulant pas lui consacrer un chapitre spécial, nous croyons devoir placer ce que nous avons à en dire à la suite de l'atrophie du col, dont, à la rigueur, il pourrait être considéré comme une variété.

De l'hypertrophie simple du col de l'utérus.

Cette lésion, niée par les uns et affirmée par les autres, est assez rare. Cependant il m'a été donné d'en observer deux cas bien manifestes et un troisième moins franc, quoique remarquable.

Scanzoni, contestant les assertions de Kiwisch au sujet de l'hypertrophie primitive de l'organe utérin dans son ensemble, dit : « Cependant l'on ne peut nier que la portion vaginale du col ne » soit quelquefois le siége d'une hypertrophie partielle. Le pro- » fesseur Virchow, qui s'est occupé, dans ces derniers temps, de » cette anomalie, l'a nommée *prolongement en forme de trompe ou* » *de polype des lèvres de l'orifice.* Dans certains cas, le museau de » tanche peut atteindre une longueur de 16 centimètres et plus; » il pend alors au dehors de la vulve, et pourrait, pour un ex- » plorateur peu minutieux, simuler un prolapsus complet de » l'utérus. Il a la forme d'un cylindre ou d'un cône, quelquefois » même d'un coin. » (Ouvrage cité, p. 63-64.)

Dans les cas que j'ai eu à observer, la forme affectée par le col a varié : dans le premier, que j'ai publié dans l'*Union médicale* de Paris [1], elle avait la figure bizarre du museau du lévrier; dans le second, dont je dirai quelques mots tout à l'heure, elle était à peu près cylindrique ; et dans le troisième (cas douteux, mixte), c'était une forme *champignonneuse,* portant exclusivement sur la lèvre antérieure.

L'étiologie de cette maladie est tout à fait obscure. Cependant, d'après Scanzoni, dont on ne saurait trop méditer l'ouvrage, elle pourrait être rapportée à l'attrition, à la compression prolongée qu'éprouve le col pendant les couches et à l'hypérémie qui l'accompagne. (Page 65.)

Cependant nous dirons avec ce savant maître, et surtout avec Virchow, qu'il faut une certaine prédisposition. Mais nous ne pourrons pas dire avec ce dernier, en nous en tenant aux faits qui nous sont propres, qu'il faudrait chercher cette prédisposition dans la formation de follicules d'une grandeur anormale dans les lèvres du museau de tanche.

Quant au traitement, nous sommes totalement de l'avis de

[1] Nouvelle série, tome Ier, page 585, année 1859.

Scanzoni; nous pensons que le traitement médical est totalement vain et illusoire, et nous adoptons toujours et d'emblée l'amputation.

Nous avons pratiqué deux fois cette opération sans voir arriver le plus petit accident. Nous n'aurions pas hésité à la pratiquer une troisième fois si la malade avait voulu y consentir.

Voici, du reste, l'histoire de cette femme :

Mme veuve B..., servante d'un ecclésiastique de L., âgée d'environ 50 ans, d'une forte constitution, d'un embonpoint considérable, vint, un jour de l'année 1861, dans mon cabinet, et me fit l'aveu suivant : « Monsieur le docteur, je suis bien malheureuse et bien coupable; cepen- » dant ma volonté n'y est pour rien ; j'ai lutté aussi longtemps et aussi » énergiquement que je l'ai pu, mais j'ai toujours succombé. Maintenant, » je ne lutte plus, ou presque plus. Chaque jour, et plusieurs fois par » jour, je suis prise d'un besoin tyrannique, et auquel je ne tente pas de » résister, de commettre sur moi-même des attouchements fort désor- » donnés et qui me mettent dans un état déplorable. »
» Ces besoins, cette tentation infernale, me surprennent au milieu de » mes occupations, de mes méditations, et me forcent à tout abandonner » pour me livrer à leur véritable *tyrannie*. »
Je n'en finirais pas si je répétais ici toutes les *doléances* et les *jérémiades* de cette femme à tempérament nervoso-sanguin, et restée veuve de bonne heure. Elle a eu un grand nombre de couches très rapprochées les unes des autres.

Voici ce que j'observai à l'examen auquel je me livrai séance tenante :
Le col de l'utérus, qui est cylindrique, un peu mou, pâle, presque blanc, dépasse la vulve de plusieurs centimètres, et a presque l'air d'une verge en demi-érection. Ce col *phénoménal,* et dont je n'ai jamais vu le pareil, ni avant, ni depuis, remonte fort haut dans le vagin et fait suite à un utérus à peu près normal. J'estime que ce col *gigantesque* a plus de cinq pouces de longueur.

Je n'hésitai pas un seul instant à proposer à cette femme le seul remède applicable à sa dégoûtante infirmité, c'est à dire l'amputation, le retranchement de ce qu'elle appelait *son ennemi*. Je m'attendais, je l'avoue, après tout ce qu'elle venait de me dire, et après lui avoir affirmé l'inno- cuité de cette opération, qu'elle allait s'empresser d'accepter. Il n'en fut rien. Elle prétexta de sa position qui devait rester intacte et ne donner prise à aucun soupçon; enfin, elle finit par me dire, bien que je l'eusse assurée de ma complète et absolue discrétion, qu'elle préférait vivre avec son *ennemi* que de s'exposer à périr, et surtout à être soupçonnée d'avoir eu besoin d'un tel secours.

Était-ce là le vrai motif? Il serait permis, ce me semble, sans manquer de charité, de sérieusement en douter.

Il semblerait ici que l'étiologie, tout en admettant une prédisposition, ainsi que le veut le célèbre Virchow, serait sinon certaine, du moins très probable.

La cause serait dans les attouchements auxquels se livre cette femme chaque jour, et plusieurs fois par jour ; elle s'y est toujours livrée depuis longtemps, et ce qui n'était primitivement qu'un simple et léger allongement, sous l'influence de ces titillations presque continuelles, a fini par acquérir les dimensions que l'on connaît.

Ce fait, à lui seul, justifie notre titre.

Il est impossible ici d'invoquer le concours de l'inflammation : il y a simplement perversion et exagération nutritives, ainsi qu'on l'observe souvent pour d'autres organes auxquels on impose des fonctions exagérées ou des exagérations de fonctions.

2ᵐᵉ FAIT. — Mᵐᵉ G., femme d'un vétérinaire de G..., vint me consulter, au mois d'octobre 1861, pour une maladie de matrice qui l'inquiétait beaucoup. A l'examen, je reconnus un allongement hypertrophique du col, qui dépasse la vulve, et sur la lèvre antérieure duquel existe une tumeur *champignonneuse,* une sorte de polype à long pédicule.

Ce polype, d'une espèce particulière, ressemble, à s'y méprendre, à certains agarics que l'on trouve sur le tronc des arbres ; son chapeau est presque rond, un peu oblong, légèrement convexe en dessus et concave en dessous. Sa surface inférieure est plissée et présente plusieurs rainures convergeant vers l'insertion du pédicule, qui se fait presqu'à la circonférence ; le point du chapeau où se fait cette insertion est un peu moins large que l'extrémité opposée ; elle a, par une sorte de compensation, un peu plus d'épaisseur. La surface supérieure présente plusieurs dépressions qui la font singulièrement ressembler au champignon auquel nous l'avons comparée. Le pédicule qui vient s'insérer sur la lèvre supérieure du col et à sa face inférieure, a environ quatre centimètres de longueur et un d'épaisseur, est plus volumineux à son insertion au chapeau du polype qu'à celle du col.

Cette dame est triste, morose, elle s'inquiète beaucoup et dit souffrir ; elle a environ 40 ans et est toujours régulièrement réglée. La vulve est souillée par un produit de sécrétion abondant et fétide ; les rapports conjugaux sont sinon impossibles, du moins très pénibles et redoutés par elle.

Je n'hésitai pas un instant à proposer l'opération, qui fut immédiatement acceptée, et pratiquée le 21 octobre.

Je me proposais d'abord de n'enlever que le polype ; mais, après plus ample examen, je trouvai les tissus, au point d'implantation au col, un peu ramollis et très vascularisés ; et, en outre, j'acquis la certitude que le col avait éprouvé un véritable allongement hypertrophique. Je me décidai donc à retrancher la lèvre supérieure du col, et, par le fait, le polype auquel elle servait de support. Pour cela, de deux coups de ciseaux j'agrandis l'ouverture utérine, déjà grande et profonde par le fait du développement anormal des deux lèvres, et principalement de l'antérieure, puis, d'un troisième coup, je la retranchai en totalité. Ce fut l'affaire de moins de temps que je n'en mets à le raconter.

A peine cette section fut-elle opérée, que l'utérus disparut dans le vagin et reprit sa position normale. Il y eut un écoulement de sang assez abondant, mais nullement inquiétant. Je crus cependant, par précaution devoir y porter remède, bien plus pour tranquilliser la malade et son mari que par nécessité. J'appliquai donc sur la plaie un fort plumasseau de charpie imbibé de perchlorure de fer. Moins d'un quart d'heure après cette application, toute trace d'écoulement sanguin avait disparu.

Je revis cette dame le 23, et je la trouvai parfaitement bien et calme. L'écoulement sanguin n'a point reparu; il n'y a pas eu la plus petite réaction fébrile.

Le 6 novembre, lors de ma dernière visite, Mme G... avait repris ses habitudes de ménagère, et la plaie faite au col de son utérus était parfaitement cicatrisée; elle avait retrouvé sa gaîté et sa bonne humeur : l'utérus ne descendait plus.

J'ai revu cette dame plus d'une année après l'avoir opérée; la guérison était toujours absolue et parfaite, et l'utérus n'avait pas descendu. J'ai eu des nouvelles de cette personne tout dernièrement encore (février 1864) : sa santé est toujours parfaite, et sa guérison ne s'est pas démentie.

De l'atrophie du col de l'utérus.

Sans être aussi exclusif que certains auteurs, qui n'admettent pas cette lésion indépendante de l'atrophie de tout l'organe, nous pensons, avec M. F. Roubaud (*Traité de l'impuissance chez l'homme et chez la femme*, p. 728 et suivantes) qu'on peut la rencontrer isolée.

Mais, sans admettre une atrophie complète, on ne peut s'empêcher de reconnaître que, chez certaines femmes, cette partie de l'organe gestateur, ainsi que le corps de l'utérus, offre des proportions exiguës; en un mot, qu'il est trop petit.

Dans ce cas, la stérilité se rencontre fréquemment; et, quand la conception a lieu, la grossesse arrive rarement à son terme, par faute d'espace.

Il est facile de comprendre que, dans ces circonstances, si le fœtus acquiert un développement ordinaire, il aura peine à se loger dans un utérus trop petit, et que, souvent, il en sera chassé avant le temps. Les femmes chez lesquelles, pour une cause ou pour une autre, le col de l'utérus offre des dimensions trop petites, dimensions qui sont également presque toujours, sinon toujours, partagées par le corps, les fausses couches doivent se produire dans l'immense majorité des cas. C'est là, en effet, une cause d'avortement qui, à mon avis, n'a pas été suffisamment signalée, et sur laquelle, en général, on n'insiste pas assez. J'en ai, pour mon compte, rencontré plusieurs exemples bien manifestes. Dans ces cas, la thérapeutique est toute tracée et d'une évidence remarquable. Deux indications sont surtout à remplir : empêcher le fœtus d'acquérir un volume trop considérable, et rendre l'organe utérin aussi tolérable que possible, en diminuant sa sensibilité propre. Pour arriver à ce résultat désirable, la saignée, l'opium et le repos horizontal, en supination, sont les principaux agents; les bains et les lavements tiennent le second rang.

Du col conique.

De tous les auteurs que j'ai pu consulter, un seul, Lisfranc, consacre quelques lignes à l'état du col qui nous occupe ici. Le plus grand nombre mentionne à peine cette *malformation*. M. Jacquemier, dans son excellent Traité d'obstétrique, à l'article *Utérus* (p. 94 et suivantes), et dans celui consacré aux vices de conformation des organes génitaux (p. 109 et suivantes), n'en fait même pas mention.

Il en est encore ainsi de M. Becquerel, qui, en faisant l'anatomie de l'utérus, et en parlant de ses vices de conformation, n'écrit même pas le mot. (Ouvrage cité, p. 101-146.)

Aran, dans ses Leçons cliniques sur les maladies de l'utérus et de ses annexes, ne parle de la conicité du col que comme d'une chose transitoire et appartenant exclusivement aux femmes vierges.

« Chez les femmes vierges et nubiles, le col offre la forme » d'un cône à base supérieure reliée au corps de la matrice, etc. » (Pag. 13.)

Pour cet auteur, cet état est tout à fait transitoire, et s'efface ou tend à s'effacer dès que la femme est déflorée, et cela au point, dit-il (p. 14), que, « en général, au contraire, le col conique à » base supérieure est devenu cylindrique, si même il n'a pas la » forme d'un cône à base inférieure. »

Cependant, le col n'est pas toujours conique chez les vierges, ainsi que je l'ai déjà dit, et ainsi que l'a observé M. Jacquemin il est quelquefois plus ou moins pyramidal.

M. F. Roubaud (ouvrage cité, t. II, p. 732 et 733) n'en parle que pour critiquer Lisfranc.

« A ces circonstances purement mécaniques dont il faut bien
» reconnaître la possibilité, Lisfranc ajoute, comme cause de sté-
» rilité dans le cas qui nous occupe, la forme conique que revêt
» presque toujours alors le col de l'utérus.

» Son sommet, qui est bas, dit-il, offre à peine le diamètre de
» 2 millimètres et demi environ (une ligne); il est percé, à son
» centre, d'une petite ouverture, qu'on dirait avoir été pratiquée
» avec une vrille très fine; toujours, jusqu'aujourd'hui, j'ai ob-
» servé que l'extrémité inférieure de la matrice gagnait en lon-
» gueur ce qu'elle perdait en largeur. La disposition sur laquelle
» j'insiste, et que j'ai le premier indiquée, rend la conception
» très difficile et même ordinairement impossible. Sur le très
» grand nombre de personnes que j'ai traitées ou que j'ai exa-
» minées au spéculum, j'ai reconnu que la forme du col utérin
» dont je m'occupe rendait les femmes stériles dix-neuf fois sur
» vingt, et j'ai toujours appris, en les interrogeant, que celles
» qui avaient été assez heureuses pour devenir enceintes n'a-
» vaient fait ordinairement qu'un enfant, et très rarement deux.
» J'écris ce que j'ai observé, et je ne soutiens point que les faits
» ne puissent pas offrir des exceptions (1). »

« Il est difficile de comprendre, à moins de recourir à l'expli-
» cation que j'ai fait connaître tout à l'heure, dit M. Roubaud,
» comment la forme conique du col ne peut permettre qu'une
» ou tout au plus deux fécondations. Si cette forme est un obs-
» tacle au passage du sperme dans le col de l'utérus, cet obstacle
» doit exister tant que la forme conique elle-même n'a pas été
» modifiée.

» Je crains bien que Lisfranc n'ait pris ici l'effet pour la cause.
» Il est incontestable que, dans l'allongement considérable du
» col de la matrice, le sommet de ce col gagne en longueur ce
» qu'il perd en largeur, et ne présente plus qu'une ouverture
» excessivement étroite; or, l'étroitesse plus grande de cet orifice

---

(1) *Clinique chirurgicale de l'hôpital de la Pitié*, t. II, page 139.
M. Jacquemier, parlant de fécondation, cite Chomel, à propos d'un col pointu,
en toupie, — et dit qu'il se trompe en pensant que ce soit une cause de stérilité.
Pour lui, la cause est ignorée ou se trouve ailleurs. (Page 173, article
Stérilité.)

» le dispose fatalement à une occlusion plus facile, et l'on com-
» prend alors la fréquence de la stérilité d'une part, et, de l'autre,
» le petit nombre de grossesses que comptent les femmes affec-
» tées d'une anomalie pareille (¹). »

J'ai cru devoir, tout au long, citer les pièces de ce procès. Il
me semble que M. Roubaud n'a pas raison; car, ici, il ne s'agit
pas d'un allongement quelconque, mais de col conique, petit et
pointu. Sans vouloir trancher d'une manière absolue cette question, je n'hésite pas à me ranger à l'avis de Lisfranc. Comme
ce maître, j'ai toujours vu le col réellement conique être la
cause de la stérilité dans l'immense majorité des cas. Je ne connais qu'une ou deux fécondations de femmes ayant le col de
leur matrice réellement conique. Et, dans ces deux cas, la fécondation a eu lieu à l'époque des règles. Chez l'une, la grossesse a
pu parcourir ses périodes et aboutir à son terme ordinaire; seulement, la grossesse a été pénible, et la femme a éprouvé de
véritables douleurs de matrice, celle-ci ne pouvant suffire à
contenir le produit de la conception. Si la grossesse est arrivée
à son terme, je pense que cela tient au traitement employé,
traitement que j'ai indiqué dans le paragraphe qui traite de
l'atrophie.

Chez la seconde femme, il y a eu fausse couche au quatrième
mois.

Je crois inutile d'augmenter le nombre des citations, puisque
toutes, ou à peu près toutes, se ressemblent par le côté négatif.
En effet, excepté Lisfranc, qui aboutit à proposer une opération
qu'il dit avoir réussi, tous les auteurs ou à peu près se taisent
sur le mal en question et sur le remède à y apporter.

Voici comment s'exprime Lisfranc :

« Une dame désirait ardemment devenir mère, et ce désir était porté
jusqu'à la monomanie; elle avait malheureusement le col de l'utérus
conique. Je lui fis entrevoir qu'une opération pratiquée sur l'extrémité
inférieure de l'utérus pourrait y développer des conditions capables de
favoriser la conception et même la permettre. Cette dame saisit mon
idée avec enthousiasme; elle exigea qu'elle fût mise en pratique.

» J'introduisis dans l'orifice inférieur de l'utérus un lithotome caché,
à deux lames, que je dirigeai, l'une à droite, l'autre à gauche; j'incisai

---

(¹) M. Roubaud n'abuse-t-il pas ici de sa facilité de critique et ne joue-t-il pas sur
les mots?

ainsi des deux côtés toute l'épaisseur du col utérin, et j'eus soin que mes incisions ne dépassassent point la partie supérieure de l'insertion du vagin ; j'opérai, d'ailleurs, à la faveur du spéculum.

» C'est ainsi que j'ai procédé chez ma malade, » continue Lisfranc, après avoir discuté l'opportunité de l'opération, les dangers et l'innocuité qui lui incombent, ainsi que les soins consécutifs qu'elle réclame ; « elle est devenue enceinte un mois après ; elle est heureusement accouchée à terme. J'ai appris qu'un de nos confrères avait obtenu un résultat aussi heureux dans un cas semblable. »

Ce confrère est probablement le seul qui ait imité le grand chirurgien de la Pitié, puisque de tous les auteurs que j'ai pu consulter, à l'exception de M. Roubaud, qui ne cite Lisfranc que pour ne pas être de son avis, tous les autres sont muets !

Il est vraiment triste de voir l'injustice organisée à l'état de système vis à vis de certains hommes. Ne serait-ce pas qu'ils auraient été trop grands de leur vivant, et qu'il n'y aurait pas assez de temps qu'ils sont morts pour que l'on oublie cette grandeur, pour ne se souvenir que des services qu'ils ont rendus ? Il pourrait bien se faire qu'il en fût ainsi.

Quant à M. Roubaud, c'est avec un sentiment de peine réelle, pour ne pas dire plus, que nous avons lu ce qu'il dit à l'égard de Lisfranc, proposant une opération pour remédier à la stérilité occasionnée par la conicité du col de l'utérus. Laissons-le parler, afin que chacun soit édifié sur la sincérité de sa critique, par la sincérité de sa citation :

« Pour obvier à cet inconvénient, Lisfranc propose *l'amputa-* » *tion* du col de l'utérus ; il cite même deux cas où cette opération » fut pratiquée avec succès, l'une par lui, et la seconde par un » autre médecin qu'il ne nomme pas. » (Ouvrage cité, t. II, p. 734.)

Cette inexactitude est impardonnable, et cela d'autant plus que la citation de M. Roubaud est exacte avant et après la phrase que je viens de reproduire. Mais il ajoute à son tort, en continuant : « L'expérience, grâce à la prudente réserve des méde- » cins, n'a pu se prononcer sur un problème dont la solution » était déjà donnée par la *raison*.

» Est-il nécessaire, en effet, de pratiquer *l'extirpation* du col, » quand il suffit, dans la très grande majorité des cas, dans » ceux surtout dont parle Lisfranc, de dilater l'ouverture utéro-

» vaginale trop étroite, ou tout au moins de la débarrasser des
» mucosités, des brides et des adhérences qui en obstruent la
» cavité?

» Cette simple manœuvre, tantôt de dilatation et tantôt de
» désobstruction, amène les mêmes résultats que *l'amputation,* et
» n'expose pas les femmes aux graves dangers qui, nécessaire-
» ment, accompagnent une semblable opération. » (Tome II,
p. 734.) Et plus loin : « J'estime donc que l'extirpation du col de
» l'utérus doit être proscrite dans les circonstances dont il est ici
» question, et que la stérilité résultant de l'allongement trop
» considérable du col de la matrice sera combattue, tantôt par la
» dilatation de l'ouverture utéro-vaginale, surtout quand le mu-
» seau de tanche présentera la forme conique signalée par Lis-
» franc, etc. » (Tome II, p. 735.)

On voudra bien remarquer que les mots soulignés, dans cette
longue citation empruntée au livre de M. Roubaud, le sont par
moi.

Maintenant, il est permis de s'étonner qu'un homme de la
valeur de M. Roubaud se soit laissé aller à commettre une pareille injustice. Quel peut être le motif qui l'a dirigé? Comme je
n'ai pas la prétention de le connaître, et pour ne pas être injuste
à mon tour, je ne veux faire aucune supposition, et me contenter
de rappeler que Lisfranc, non seulement ne propose pas l'amputation et l'extirpation du col conique de l'utérus, mais que même
il ne parle nulle part de cette opération, et qu'il propose, ainsi
que je l'ai dit plus haut, *une double incision du col au moyen d'un
lithotome caché à deux lames.*

Pour en finir au sujet du col conique de la matrice, nous dirons que, à notre avis, la dilatation proposée par M. Roubaud et
l'incision conseillée par M. Lisfranc peuvent, toutes les deux,
trouver ici leur application et procurer des succès. Cependant,
si nous avions à nous prononcer et à faire un choix, nous don-
nerions la préférence à l'opération de Lisfranc, qui a pour elle
d'avoir procuré au moins un succès, si ce n'est deux; tandis que
M. Roubaud ne cite nulle part de réussite obtenue par la dilatation. On notera que nous ne disons rien de la *désobstruction* ni
de la destruction *des adhérences.*

Tout en admettant, en principe, l'opération proposée par Lisfranc, nous faisons nos réserves quant au procédé opératoire

employé. Si l'occasion s'en présentait, et nous ne voudrions pas trop faire pour la faire naître (on comprendra facilement notre pensée sans que nous y insistions davantage), nous ne balancerions pas à inciser le col de l'utérus, mais nous ne l'amputerions ni ne l'extirperions pas, soit dit sans malice ; seulement nous agirions autrement que Lisfranc.

Voici ce que je propose : au lieu du lithotome dont on ne peut que difficilement mesurer le degré d'action, et qui fait une plaie qui ne peut être la même au point où son action commence et à celui où elle finit, et parce qu'ensuite cette plaie est une plaie par instrument purement et simplement tranchant, ce qui n'est pas, dans l'espèce, sans quelque inconvénient, je me servirais de longs ciseaux, à lames étroites et à pointes mousses, qui auraient l'avantage, à mon sens, de faire une plaie d'égale profondeur à la surface interne et à celle externe du col utérin, en même temps qu'ils agiraient à la fois comme instrument tranchant et comme instrument plus ou moins contondant, c'est à dire à la façon d'un écraseur.

CHAPITRE CINQUIÈME.

DES LÉSIONS DE LA SURFACE EXTERNE DU COL DE L'UTÉRUS.

A. — *Inflammation de la muqueuse qui tapisse le col à sa surface externe.*

Cette lésion succède à peu près toujours, sinon toujours, à un état semblable de la muqueuse vaginale. C'est surtout la vaginite dite granuleuse par Deville qui lui donne le plus ordinairement naissance. Mais comme il est extrêmement rare de rencontrer l'inflammation de la muqueuse qui tapisse la surface externe du col de l'utérus, isolée de l'inflammation de celle qui s'introduit dans son intérieur, nous ne nous étendrons pas plus longuement sur ce sujet, que nous avons plutôt mentionné par logique que pour en faire une étude à part.

Nous croyons cependant devoir ajouter que cet état de la muqueuse externe du col est loin d'être toujours une inflammation franche, et qu'elle cède rarement aux antiphlogistiques purs ; c'est quelquefois, sinon toujours, le reflet d'une diathèse, et principalement de la diathèse dartreuse.

Les cautérisations substitutives, unies aux agents généraux appropriés, en triomphent seules.

B. — *Granulations.*

Ces lésions, peu étudiées par les auteurs même les plus modernes, ont cependant leur importance.

A part A. Becquerel, qui leur consacre un certain nombre de pages auxquelles nous nous proposons de faire des emprunts, et Lisfranc, qui, dans son Traité de clinique chirurgicale, en traite longuement, trop longuement même, presque tous les autres les passent pour ainsi dire sous silence.

Aran en dit si peu de chose, et ce peu se trouve tellement confondu, noyé dans des généralités sans fin, qu'on se lasse à le chercher et que l'on finit par en perdre la trace.

S'il m'était permis de caractériser l'œuvre de ce piocheur, je dirais que c'est un travail qui a pour but principal de ne pas ressembler aux autres, dût-il y perdre de la valeur, ce qui est, à mon avis.

Scanzoni, si pratique en général, est ici incomplet et tout à fait insuffisant.

M. Nonat, qui consacre près de cent pages à l'étude du phlegmon péri-utérin, ne les mentionne même pas d'une manière spéciale. Il est vrai que le phlegmon péri-utérin est presque de son invention, qu'il en est presque le père, et que l'on a toujours un certain faible pour ses enfants [1].

Nous pourrions allonger la liste des auteurs qui négligent ou ne traitent qu'incidemment de la question dont il s'agit ici ; mais à quoi bon ?

Il nous reste à mentionner, maintenant, un auteur presque spécial : nous voulons parler de M. Pichard ; mais comme son livre est plutôt une critique d'un homme et d'une méthode de traitement qu'une œuvre vraiment scientifique, dans toute l'acception du mot, nous le tenons un tant soit peu en suspicion légitime. Il vise davantage à la clientèle qu'à la science. Nous ne prétendons cependant pas dire que cet ouvrage ne renferme rien de bon, loin de là ; seulement nous pensons, et nous le

---

[1] Ne pas perdre de vue que cette paternité a été sérieusement contestée à M. Nonat par M. Galard.

croyons avec juste raison, que sa forme et ses allures laissent beaucoup à désirer.

Les granulations du col de l'utérus sont internes ou externes. Nous ne parlons ici que de ces dernières, qui ont été signalées par Mme Boivin et Dugès. MM. Chomel, Velpeau et Huguier les ont surtout décrites; M. Robert, dans une thèse de concours (1848), a résumé l'état de la science à cet égard, état qui n'a guère changé depuis lors. On les rencontre, tantôt sous la forme de pointillé rouge, tantôt ce sont de petites saillies arrondies. Elles acquièrent quelquefois, quoique rarement, le volume d'un pois; elles sont alors isolées et se présentent sous l'aspect de boutons rouges ou pâles, et ressemblent assez à des verrues. J'en ai cité un bel exemple. (Voir *Union médicale de la Gironde*, n° de mai 1860.) Quand elles sont moins volumineuses, elles affectent la forme de plaques plus ou moins arrondies; quelquefois elles sont confluentes; d'autres fois elles sont discrètes et plus ou moins isolées, mais toujours alors elles ont acquis un certain volume.

La plupart des auteurs assimilent ces granulations à celles que l'on voit sur le pharynx. Je crois cette assimilation un peu forcée.

Les granulations pharyngées sont plus dures, moins sujettes à s'ulcérer; leur nature est plus souvent dartreuse; celles du col sont plus souvent de nature inflammatoire; leur guérison, quoique souvent longue et difficile à réaliser, s'obtient plus facilement que celle des granulations du pharynx, qui sont aussi plus sujettes à récidiver. Cela pourrait, indépendamment de toute autre cause, dépendre des différences anatomiques qui existent entre les deux muqueuses.

Les rougeurs, les aphthes de la membrane qui tapisse à l'extérieur du col de l'utérus, méritent à peine d'être mentionnés; leur existence est souvent éphémère; quand ils sont stables, ils dépendent le plus ordinairement, ou d'un vice général, ou d'un état inflammatoire aigu ou chronique du col.

Le traitement de ces diverses lésions (granulations, rougeurs, aphthes, etc.) se lie le plus ordinairement à celui de l'état du col. Ces diverses affections peuvent cependant se rencontrer sur un col sain ou peu malade. Elles sont alors sous la dépendance de l'état de la muqueuse vaginale, je ne saurais trop le répéter.

Les àntiphlogistiques leur sont surtout applicables quand elles s'accompagnent de chaleur locale et de douleur, et qu'elles sont sous la dépendance d'un engorgement aigu du col. Elles sont surtout justifiables des cautérisations substitutives. (Voir Lisfranc et Becquerel : — le premier, *Clinique chirurgicale,* t. III, p. 519 à 532; — le second, t. I, p. 160 à 163.)

C. — *Ulcérations.*

Ces affections, par contre de celles dont il est parlé dans le chapitre précédent, ont été étudiées par tous ceux qui se sont occupés des maladies de l'utérus. On doit surtout citer MM. Lisfranc, Robert, Bennet, Boys de Lourry et Costilhes, Aran, Pichard, Nonat, Becquerel, et bon nombre d'autres encore.

Nous aurons occasion, chemin faisant, de parler de l'opinion d'à peu près tous les auteurs. Nous nous appesantirons sur les opinions qui nous paraîtront le plus fondées; nous aimons mieux louer que critiquer. Cependant, nous dirons aussi ce que pensent ceux qui ne pensent pas comme nous : c'est du choc des idées contraires que naît la lumière.

Le siége le plus ordinaire des ulcérations du col est l'ouverture du museau de tanche et la lèvre postérieure; elles peuvent, cependant, se rencontrer sur toute la surface externe de l'organe.

La raison du siége habituel de ces ulcérations est toute simple; elle tient à l'irritation causée par les produits de sécrétion de la cavité du corps et de celle du col de la matrice. Le frottement de l'extrémité inférieure du col contre les parois vaginales, et l'agression pénienne, selon la pittoresque expression de M. E. Forget, sont aussi une cause active d'ulcération.

Qui ne sait que, dans le prolapsus complet de l'utérus, l'extrémité inférieure du museau de tanche est toujours le siége d'une ulcération plus ou moins étendue et plus ou moins profonde.

Les ulcérations du museau de tanche peuvent se diviser, d'après leur nature : en fonctionnelles, accidentelles, constitutionnelles et cancéreuses. (Pichard; *Des ulcères et des ulcérations du col de la matrice et de leur traitement,* p. 74.)

On a encore proposé la classification suivante : ulcères dartreux, scorbutiques, scrofuleux ou tuberculeux, diphthéritiques, syphilitiques, etc. Il convient d'ajouter à cette liste, qui ne reconnaît que des ulcères de nature spécifique, l'ulcère de nature inflammatoire, admis par Bennet et par M. A. Becquerel. (Ouvrage cité, t. I, p. 164.)

Selon nous, ces deux classifications sont fautives et de peu de valeur. En effet, il est souvent fort difficile, pour ne pas dire impossible, de reconnaître une ulcération fonctionnelle d'une ulcération constitutionnelle, si tant est que celles-ci existent; à part, bien entendu, les ulcérations syphilitiques. Mais n'est-ce pas une confusion, regrettable à tous les points de vue, que de mettre sur la même ligne les ulcérations syphilitiques, scrofuleuses, scorbutiques, dartreuses, etc., etc. ?

Si donc nous en exceptons les ulcérations syphilitiques et inflammatoires, les autres, pensons-nous avec les meilleurs esprits, peuvent être sinon niées, au moins sérieusement contestées. Dans le cas où leur existence serait réelle, elles ne pourraient véritablement être reconnues qu'à la condition de se lier avec la maladie dont on veut les faire dépendre, et alors toute leur importance disparaît.

On devrait encore faire une exception, d'après M. Becquerel, en faveur de l'ulcération diphthéritique, qu'il semble vouloir faire sienne. Comme je n'ai, pour mon compte, jamais observé ce genre de lésion, et qu'il ne me convient nullement, pour le moment, de nier ou d'affirmer une chose que j'ignore, je laisse la parole à mon auteur, lui laissant la responsabilité de son opinion que, du reste, il n'est pas seul à professer :

« Il est une variété d'ulcérations à laquelle on peut donner le » nom d'*ulcérations diphthéritiques*. Elles sont loin d'être com- » munes ; mais elles présentent des caractères bien nets et bien » tranchés. On ne peut en contester l'existence que dans la pre- » mière période, alors que la fausse membrane blanchâtre ou » blanc-grisâtre est encore adhérente aux bords et au fond de » l'ulcération. On ne peut l'en détacher sans lacérer un peu sa » surface et ses bords, et sans la faire saigner. » (Cette phrase est amphibologique, mais passons.) « Il est probable que la » fausse membrane précède l'ulcération, et que cette der- » nière est le résultat de sa destruction. » (Ouvrage cité, p. 165.)

Et plus loin : « Les ulcérations diphthéritiques présentent

» pour caractères d'être couvertes d'une pellicule blanchâtre ou
» blanc-grisâtre plus ou moins adhérente; elles sont assez rares.
» MM. Robert, Boys de Lourry et Costilhes en ont cité des exem-
» ples; j'en ai parlé plus haut. » (Page 167.)

Quoique cette phrase soit une véritable *superfétation,* j'ai cru
devoir la citer, afin d'être le moins incomplet possible.

Après avoir étudié les autres divisions admises par les auteurs,
nous croyons devoir adopter celle proposée par Robert, comme
la plus simple et la plus vraie. En effet, les quatre formes accep-
tées et proposées par cet auteur sont relatives plutôt à l'aspect
qu'à la nature de la maladie. Et c'est en cela, nous l'avouons,
que surtout ces formes nous paraissent importantes, puisque,
avec les meilleurs auteurs, nous pensons, même avec ceux qui
les proposent, que les classifications reposant sur la nature des
ulcérations sont difficiles, impossibles même à justifier; mieux
vaut donc, de tout point, s'en rapporter à l'aspect, à la forme,
quitte à s'assurer ensuite de la nature de chaque forme toutes
les fois que la chose sera possible.

Voici les quatre formes admises par Robert, dans sa thèse de
concours (année 1848, p. 40), et intitulée : *des affections granuleuses, ulcéreuses et carcinomateuses du col de l'utérus :*

1º Ulcères superficiels ou excoriations; 2º ulcères granuleux
ou bourgeonnés; 3º ulcères fongueux; 4º ulcères calleux.

Nous sentons cependant le besoin d'ajouter à ces quatre formes la suivante, c'est à savoir l'ulcère cancéreux.

Nous semblons retomber dans le vice que nous reprochons
aux autres; cependant nous pensons que c'est plutôt une apparence qu'une réalité. Il existe, en effet, une variété de maladie
du col de l'utérus essentiellement incurable, qui, à mon avis, est
de nature cancéreuse, et qui toujours affecte la forme ulcéreuse.

Nous nous étendrons sur ce point en son lieu et place.

Nous résumons donc ainsi la classification des ulcérations du
col de l'utérus à laquelle nous nous arrêtons :

1º Ulcères superficiels ou excoriations; 2º ulcères granuleux
ou bourgeonnés; 3º ulcères fongueux; 4º ulcères calleux (Robert); 5º ulcères syphilitiques; 6º ulcères dipthéritiques (Becquerel); 7º ulcères cancéreux.

Nous étudierons brièvement et séparément chacun de ces ulcères.

1º *Ulcères superficiels.*

Ces ulcérations portent encore, et à juste titre, le nom d'érosions, d'excoriations, etc. Leur siége le plus habituel est l'orifice
utérin et son pourtour; elles affectent le plus souvent la forme
ronde. Selon nous, cette forme a une certaine importance, en ce
sens qu'elle indique souvent, sinon toujours, que le mal est de
nature *herpétique.* La forme ronde, en dermatologie, a une grande
valeur. Ce n'est pas ici le lieu de développer cette thèse. Nous
dirons seulement, à cette place, que si l'axiome : *Naturam mor-
borum curationes ostendunt* n'est pas fautif, et nous pensons que
souvent il est juste, les ulcérations dont nous parlons ne sont
que rarement modifiées par une médication interne, mais qu'elles sont toujours justiciables d'agents externes, ce qui, à notre
avis, met à jour leur nature, le plus souvent cryptogamique.

Ces excoriations sont ou solitaires ou multiples : dans le premier cas, elles siégent toujours à l'orifice; dans le second, elles
n'ont pas de siége fixe, et succèdent le plus ordinairement
à une éruption. (Voir Lisfranc, ouvrage cité, t. III, p. 533 et
suiv.)

Indépendamment de la forme ronde ou circulaire qui leur est
habituelle, les érosions peuvent en effectuer une foule d'autres,
mais alors elles reconnaissent d'autres causes : le frottement
contre les parois vaginales, l'agression pénienne, si efficaces à
les produire quand déjà la muqueuse qui tapisse la surface externe du col est plus ou moins hypérémiée, épaissie et ramollie,
ce qui permet le détachement prompt et facile de l'épithelium. La
présence d'un corps étranger dans le vagin amène le même résultat, presque par le même mécanisme.

Une remarque que j'ai faite un grand nombre de fois, et que
je ne trouve pas consignée dans les auteurs à ma disposition, est
la suivante, à savoir que, toujours, quand la forme de ces exul-
cérations est plus ou moins arrondie, leur limite est nettement
accusée *par une sorte de liseré* qui tranche par sa couleur, qui est
différente de celle de la partie saine et de celle de la partie
malade; cette couleur est un peu moins foncée que celle de la
partie excoriée, et un peu plus que celle du reste de la muqueuse.

Nous ne pouvons admettre, telle qu'il la donne, l'opinion de

Scanzoni, qu'il semble n'avoir adoptée que d'après la manière de voir d'autrui, et qui consiste à considérer certaines de ces ulcétions comme *aphtheuses*, et comparables à celles que l'on voit à la bouche et au pharynx. Nous n'admettons pas non plus l'exactitude de la comparaison, qu'il attribue, avec raison, selon lui, à Kennedy, de cette affection avec les excoriations du gland du pénis. Nous n'avons jamais, pour notre compte, rencontré d'érosions du col comparables absolument aux aphthes buccaux; et, quant aux érosions du gland, à moins que celui-ci ne soit habituellement recouvert par le prépuce, nous ne pouvons admettre la comparaison.

La muqueuse qui recouvre le gland, habituellement découvert, est trop mince et trop adhérente aux tissus sous-jacents, pour permettre à son épithélium de se laisser détacher par les causes les moins puissantes, à l'instar de celui de la muqueuse du col de l'utérus, si souvent hypérémiée et ramollie. Mais en voilà assez sur ce sujet.

La gravité de ces ulcérations, si superficielles que c'est à peine si elles méritent ce nom, est en général nulle. Elle est, du reste, relative à leur étendue et à leur nature.

Cependant, *ces petites misères* ont une gravité relative, à savoir que, si elles sont négligées ou abandonnées à elles-mêmes, elles peuvent, sous l'influence de la persistance de la cause qui leur a donné naissance et qui les entretient, dégénérer en ulcères véritables. Il en est cependant rarement ainsi. Nous sommes, sous ce rapport, totalement de l'avis de Scanzoni. (Ouvrage cité, p. 173-174.)

Mais nous différons un peu de la manière de voir de ce maître en ce qui constitue le traitement de ces excoriations.

Disons, avant d'aller plus loin, que, dans l'immense majorité des cas, ces érosions reconnaissent deux causes principales : le catharre utérin et la vaginite dite granuleuse. Si nous ajoutons que, le plus souvent, ces deux causes productrices ne peuvent être séparées d'un état maladif sérieux du corps de l'utérus, nous aurons, nous le pensons, éclairé et simplifié la question.

Nous ne pouvons ni ne voulons entreprendre une discussion à ce sujet, nous proposant de traiter la chose avec un certain développement à notre article d'ensemble. Nous mettons aussi de côté tout ce qui a trait au catharre du col, puisque nous aurons à y revenir, nous contentant de dire ce qui convient aux érosions qui se lient à la vaginite et à celles qui sont sous la dépendance d'un état inflammatoire du col ou de tout l'organe utérin.

C'est avec hésitation et comme avec regret que nous nous séparons ici d'un maître dont nous sommes habitué à vénérer la mémoire; mais, nous devons le dire, parce que nous sommes encore plus l'ami de la vérité que de Platon, le grand chirurgien de la Pitié exagère singulièrement la gravité de ces affections et de toutes celles de l'organe utérin, et, par conséquent, il *outre* aussi le traitement.

Pour nous, nous ne saurions non plus adopter la pratique de Scanzoni, qui conseille des applications de sangsues réitérées au col de l'utérus, le nitrate d'argent en solution pour arriver ensuite à l'appliquer en nature, des tampons de ouate, etc. Nous avons essayé tous ces moyens (voir *Union médicale de la Gironde*) il y a quelque vingt ans, et nous n'en avons pas été très satisfait. Mais nous repoussons aussi presque toute la série des moyens employés par Lisfranc, qui, il faut bien l'avouer, était par trop absolu dans sa manière de voir; il ne faisait pas non plus assez la part aux catégories. Il était, sous ce rapport, comme le grand Broussais, qui ne voyait que *gastrite et gastro-entérite,* et qui ne prescrivait que saignées, sangsues et diète !

Lisfranc ne voyait, chez les femmes souffrantes, que maladies graves, dangereuses, mortelles, et, conséquent avec ces idées, les soumettait toutes aux rigueurs de sa formule, ce qui constituait souvent un inconvénient plus grand que leur maladie.

Pour nous, qui n'avons aucune théorie à faire prévaloir, qui n'avons en vue que le triomphe de la vérité et le soulagement prompt et sûr des malades, quand nous sommes en présence d'une érosion du col de l'utérus qui ne se lie pas à un état grave de tout l'organe, et que nous pouvons la rattacher à l'influence exercée par l'état maladif de la muqueuse vaginale, nous traitons ces deux états pathologiques simultanément de la manière suivante :

Une saignée du bras, si la femme est jeune, vigoureuse, et qu'il y ait beaucoup d'acuité dans les symptômes, est faite; un grand bain simple, quelques injections de propreté à l'eau pure tiède, et la cautérisation du museau de tanche et des parois vaginales dans toute leur étendue, avec le crayon de nitrate d'argent, sont aussi mis en usage. Nous nous sommes toujours bien trouvé, à la fin de ce traitement, des injections alumineuses, bien qu'elles soient repoussées par Scanzoni.

Avant d'en finir avec ce chapitre, déjà trop long sans doute, je dois dire que, depuis longtemps déjà, je remplace, dans la majorité des cas, le nitrate d'argent par la teinture d'iode, que j'emploie en badigeon, avec un bourdonnet de coton, les parties préalablement abstergées, desséchées. Jamais je n'ai trouvé d'inconvénient à ce moyen, qui est très efficace, autre qu'une douleur vive, mais passagère, qu'il fait éprouver aux femmes, si l'on n'a pas le soin d'éviter son contact avec l'orifice vulvaire; la douleur est cruelle alors, et cela arrive souvent, s'il y a là de légères excoriations.

J'indemnise ces applications de teinture d'iode, de laquelle je fais depuis bien des années un si fréquent et si multiple usage, du dérangement des règles dont on les a accusées. Je conseille cependant, par pure prudence, de n'en pas faire usage trop près de leur arrivée ou de leur cessation. Rien, du reste, dans ces affections, où le médecin est libre de choisir son moment, ne lui fait une obligation de ces applications plus ou moins intempestives.

Citons maintenant un exemple :

Une jeune femme d'une vingtaine d'années, souffrante depuis plus d'un an, et ayant présenté des symptômes hystériques très caractérisés, a un engorgement du corps de l'utérus et un col conique.

Malgré un traitement long et régulièrement suivi, la guérison n'est pas complète. J'obtins, il y a deux mois, ce que je n'avais pu obtenir jusque-là, de faire une application de spéculum. Je reconnus, par ce moyen, que le col était excorié à son orifice et sur la lèvre inférieure, dans l'étendue d'une pièce de cinquante centimes.

Cette excoriation était très superficielle, et cependant elle saignait au moindre attouchement; l'orifice du canal de l'urèthre était très rouge et très sensible, douloureux même au plus léger contact. Cet état de col était sous la dépendance des causes productrices dont nous avons déjà parlé : engorgement du corps de l'utérus, de son col et d'une vaginite dite granuleuse.

Tout en laissant de côté l'état actuel du corps de l'utérus, contre lequel, du reste, nous n'avons pas cessé d'employer notre traitement habituel, nous avons vu que la vaginite prenait de l'intensité surtout à l'approche et à la suite des règles ; la muqueuse vaginale, à ces époques, était sensible, douloureuse au toucher, et donnait au doigt la sensation d'une surface rugueuse, que je ne puis mieux comparer qu'à un papier verré humide. Cette muqueuse présentait, à sa surface, un produit de sécrétion épais, blanchâtre, comme caséeux, et renfermant une quantité considérable de cellules épithéliales. Le calibre du vagin semblait aussi sensiblement rétréci ; l'introduction du doigt explorateur était pénible, et celle du spéculum ne se faisait pas sans douleur.

Après quelques applications de la teinture d'iode en badigeon, l'excoriation a disparu, l'orifice de l'urèthre a repris sa coloration et sa sensibilité normales ; la muqueuse est lisse et douce au toucher à peu près partout ; l'introduction du spéculum n'est plus douloureuse ; le vagin semble plus ample, plus souple ; le produit de sécrétion, qui a singulièment diminué, se rapproche sensiblement de l'état normal et a perdu toute odeur.

2o Ulcères granuleux ou bourgeonnés.

Ces ulcérations, bien plus rares que les précédentes, auxquelles elles succèdent souvent, sont encore assez communes. Elles existent rarement comme lésions exclusives ; elles sont presque toujours concomitantes et sous la dépendance d'un engorgement utérin de tout l'organe ou de son col, ou d'un catarrhe de tout ou portion de l'organe gestateur.

Il arrive quelquefois, quoique rarement, qu'elles ont pour siége le fond de l'orifice ou même l'intérieur du col.

On trouve dans Lisfranc un exemple remarquable de cette dernière espèce. (Ouvrage cité, t. III, p. 533-534.) Quand cette maladie reconnaît ce siége, son diagnostic est plus difficile que quand elle existe à la surface du col ; mais, indépendamment des signes rationnels, tels que gonflement considérable du col, écoulement par l'orifice utérin d'une matière glaireuse, épaisse, tenace et presque toujours plus ou moins foncée en couleur, quelquefois cependant grisâtre, comme nacrée, souvent striée de sang, il existe un moyen de lever toute incertitude. Ce moyen consiste dans l'introduction, dans l'orifice utérin, d'une pince fermée, que l'on ouvre ensuite, comme le veut Lisfranc, ou d'une spatule mince, comme le recommande Scanzoni. Peu importe, du reste, le moyen dont on se sert, pourvu que l'on atteigne le but, l'écartement, sans violence ni douleur, des lèvres du col, qui permette à la vue de s'introduire plus ou moins dans son intérieur. Le toucher seul suffit quelquefois ; c'est quand, dans cette opération, le doigt revient taché de sang, et que ce sang

ne peut venir d'ailleurs que de l'intérieur du col ou de son orifice, dans lequel, en général, le doigt pénètre alors plus ou
moins facilement.

« La muqueuse, dit Scanzoni (ouvrage cité, p. 174), présente
» alors une coloration, d'un rouge livide, et une surface ru-
» gueuse; souvent de nombreuses papilles saillantes, dont quel-
» ques-unes dilatées par l'amas de matières sécrétées, constituent
» les follicules glanduleux connus sous le nom d'œufs de Naboth. »
(Ce n'est probablement pas la faute de Scanzoni si cette phrase
n'est pas claire, mais enfin elle ne l'est pas.)

Ces ulcérations saignent au moindre contact, ce qui met presque toujours un obstacle à ce que l'on puisse bien examiner et
étudier leur surface. Elles reconnaissent souvent pour cause les
traumatismes occasionnés par des accouchements fréquents et
plus ou moins laborieux. Leur début se fait ordinairement par
les angles de l'orifice utérin, point qui, dans les accouchements,
souffre en général le plus.

Comme ces ulcérations, ainsi que nous l'avons dit déjà, se
lient le plus souvent à une lésion plus ou moins grave de l'utérus ou de son col, nous abrégerons ce que nous avons à dire de
leur traitement, afin de ne pas trop nous répéter.

Nous repoussons la théorie de Lisfranc sur la transformation
de ces ulcérations en cancer.

Le cancer, pour nous, est une espèce pathologique qu'il n'est
pas aussi facile de faire naître qu'on le suppose généralement,
et qu'il est encore plus difficile de faire disparaître une fois née.
Mais nous n'avons pas à nous occuper ici de cette question.
Quand le moment sera venu, nous dirons alors toute notre
pensée.

Mais, si nous nous séparons encore ici de ce maître si cher,
nous nous en rapprochons beaucoup sous le rapport du traitement que nous adoptons de préférence à tout autre; seulement
nous le simplifions le plus possible. Nous réservons la formule
de notre maître pour les cas graves, c'est à dire pour ceux dans
lesquels l'organe est malade dans tout son ensemble; et, nous ne
saurions trop le répéter, c'est elle qui nous a donné et nous
donne tous les jours le plus de succès et les plus beaux succès.

Si nous avions à traiter ici non des maladies du col de l'utérus,
mais de celles de son corps, nous dirions que nous adoptons la

méthode de Lisfranc dans toute sa rigueur. Nous en excepte-
rions, cependant, le nitrate acide liquide de mercure, que nous
n'employons plus depuis longtemps déjà, malgré l'autorité de
Lisfranc, de Belloste et de Scanzoni. Je lui préfère le crayon de
nitrate d'argent, qui m'a toujours réussi ; je lui préfère également
ment la teinture d'iode : ces moyens n'ont pas les inconvénients
du nitrate hydrargyrique, tels que salivation et extension d'action aux parois vaginales, ce qui est grave.

Je repousse du traitement de ces ulcérations les applications
réitérées de sangsues sur le col, malgré l'autorité de Scanzoni,
d'Aran et de quelques autres. J'en dis autant des bains de siége
et de quelques autres moyens conseillés par les auteurs modernes.

Il faut être pris de singulières préoccupations pour préférer
ces applications, dont le fait seul et en lui-même constitue déjà
une difficulté, aux petites saignées, qui n'offrent jamais d'inconvénient.

J'insisterai seulement ici (réservant pour plus tard une critique d'ensemble) sur les inconvénients suivants des applications
de sangsues au col de l'utérus, quand celui-ci est atteint d'ulcères facilement saignants.

Ces applications de sangsues sont beaucoup plus déplétives
qu'une petite saignée du bras, dont on peut toujours mesurer
exactement la quantité ; et, pour être efficaces, ces applications,
de l'avis de ceux qui les conseillent, doivent être répétées toutes
les semaines, tandis que la saignée révulsive réussit *toujours*,
pratiquée seulement une ou deux fois par mois. Ensuite ces applications de sangsues, on le comprend facilement, exposent à
une perte de sang que l'on ne peut mesurer ni facilement modé-
rer chez certaines malades dont l'ulcère saigne au moindre contact. Dans ce cas, il peut en résulter une véritable hémorrhagie,
laquelle peut produire l'anémie dont parlent presque tous les
auteurs qui ont écrit depuis Lisfranc, anémie que, pour mon
compte, je n'ai que bien rarement rencontrée : c'est plutôt une
apparence qu'une réalité.

Citons Scanzoni, dont l'autorité comme praticien est si grande ;
citons-le surtout pour faire ressortir ce que sa pratique offre ici
de contradictoire :

« Quant à la thérapeutique, le point le plus important est d'a-

» bord de diminuer l'hypérémie de l'utérus, qui, d'un côté, pro-
» duit l'ulcération, et, de l'autre, est entretenue par elle. Le
» meilleur moyen d'atteindre ce but est de répéter, tous les *six à*
» *huit* jours, des émissions sanguines locales, dont l'action doit
» être soutenue par l'emploi prolongé d'une eau minérale légè-
» rement purgative. »

Il recommande ensuite les toniques, et principalement les ferrugineux, l'hydrothérapie, etc.

Puis il ajoute :

« Il pourrait peut-être sembler que le conseil que nous avons
» donné plus haut d'avoir recours à des émissions sanguines lo-
» cales ne s'accorde pas avec ce principe; cependant nous pou-
» vons assurer que nous n'avons jamais eu occasion de voir ces
» déplétions, répétées *à de si grands intervalles,* exercer sur l'orga-
» nisme une influence débilitante. » (Ouvrage cité, p. 175-176.)

Il nous suffit, nous le pensons, de cette citation, de laquelle
nous avons souligné quelques mots, pour faire voir toute la différence des deux méthodes, et l'avantage des petites saignées sur
les applications de sangsues.

Mais ces applications ont un autre inconvénient peut-être plus
grave encore : je veux parler de la facilité avec laquelle les piqûres de sangsues s'enflamment chez certaines personnes. Dans
ces cas, les piqûres ne tendent point à guérir, mais à s'agran-
dir. Citer un pareil inconvénient, c'est juger le moyen qui y
expose.

Quand, maintenant, nous aurons dit que le traitement de ces
ulcérations réclame, plus impérieusement que le traitement de
celles dont nous avons déjà parlé, une application judicieuse et
sévère des lois de l'hygiène, nous aurons terminé ce que nous
avons l'intention de dire ici. Passons donc à un autre chapitre.

3° *Ulcères fongueux.*

La description exacte des ulcérations du col de l'utérus, quels
que soient le sens pratique et l'importance qu'on y attache, est
plus difficile à tracer qu'on ne serait tenté de le croire de prime-
abord. Elle paraîtra d'autant plus difficile à celui qui l'entre-
prendra sérieusement, qu'il se sera donné plus de peine et de
soins pour y parvenir ; plus il aura lu et fait de recherches à cet
égard, et plus la difficulté lui paraîtra grande et sérieuse. C'est

ce qui nous arrive à nous-même. Cela tient-il à ce que le sujet est variable par lui-même, et susceptible d'interprétations diverses, selon les circonstances où l'on se trouve placé, et, aussi, selon le champ d'observation que l'on a sous les yeux? Cela pourrait bien être. Il doit y avoir une différence sensible à cet égard, selon que l'on exerce à la ville ou à la campagne.

Quoi qu'il en soit, jusqu'ici nous avons marché d'un pas assez assuré, et le terrain sur lequel nous marchions nous a semblé offrir assez de solidité pour que toujours nous ayons pu l'éclairer par notre propre expérience; mais, maintenant, il n'en est plus ainsi; et, pour ne pas nous fourvoyer et marcher en aveugle, il nous faut faire un choix et nous prendre un guide, renonçant, et avec juste raison, nous le pensons, à faire un article de fusion, ce qui serait difficile et de nulle valeur pratique.

Le guide que nous adoptons, parce qu'il est le plus clair, le plus élémentaire et le plus pratique, c'est Scanzoni.

« L'ulcération fongueuse ou en crête de coq doit être considé- » rée comme un degré plus avancé de l'ulcération granuleuse. » L'on voit se former sur la surface d'ulcérations granuleuses » anciennes et négligées, surtout dans le voisinage de l'orifice » utérin, des excroissances fongueuses plus ou moins nombreu- » ses, d'environ trois à cinq millimètres de haut, présentant une » coloration d'un rouge livide, et constituées par du tissu cellu- » laire, très riche en vaisseaux sanguins.

» Elles sont souvent très rapprochées, et séparées par des en- » foncements; sont comme couchées les unes sur les autres, et » présentent fréquemment sur leur extrémité libre de nombreu- » ses fissures, quelquefois assez profondes, dans la plupart des » cas, comme nous avons pu nous en convaincre sur le vivant » et sur le cadavre, ces fongosités papillaires s'étendent jusqu'à » une distance de 5 à 15 millimètres dans la cavité cervicale; les » ulcérations fongueuses sont ordinairement le siége d'une sé- » crétion purulente très abondante, et elles exercent en outre, » sur la santé des personnes qui en sont affectées, une influence » nuisible, par le fait que le moindre contact, le moindre frotte- » ment des parois du vagin, le coït, etc., donnent lieu à des hé- » morrhagies souvent très copieuses. Nous avons même observé » un cas où une pareille hémorrhagie n'a pu être arrêtée que » par l'application d'un *tampon* trempé dans une solution de per-

» chlorure de fer. L'on observe dans la plupart des cas, chez ces
» mêmes femmes, des hémorrhagies abondantes qui sont sûre-
» ment causées par une hypérémie de ces excroissances, occa-
» sionnée par la congestion menstruelle.

» Des ulcérations pareilles résistent ordinairement avec plus
» d'opiniâtreté aux remèdes employés contre elles, que les sim-
» ples ulcérations granuleuses; mais, contrairement aux résul-
» tats de la plupart des gynécologistes, nous ne nous rappelons
» aucun cas où, avec la persévérance nécessaire, nous n'ayons
» pas obtenu une guérison complète. »

Il ne faut pas se contenter de cautériser ces ulcérations, dit
notre auteur; il faut enlever les excroissances fongueuses, qui,
sans cela, se reproduisent, quel que soit le caustique employé.

« C'est pourquoi, dit-il, nous préférons maintenant enlever les
» excroissances fongueuses, aussi près que possible de leur base,
» au moyen de ciseaux minces, allongés, et fortement racourbés
» sur le plat, arrêter l'hémorrhagie, puis, seulement alors, ap-
» pliquer, sur la surface de l'ulcération, un des caustiques les
» plus violents, comme, par exemple, la solution de Glenk ou la
» liqueur de Belloste.

» Malheureusement, les excoriations situées dans la cavité du
» col ne sont pas facilement accessibles à ce mode de traitement,
» et la guérison est souvent, par là même, *sensiblement* retardée. »

Nous abrégeons, nous ne voulons pas allonger indéfiniment
ce chapitre. Mais nous ne pouvons nous empêcher de souligner
le mot « sensiblement. »

Citons encore, pour en finir, les quelques mots suivants :

« Du reste, le traitement de ces ulcérations est le même que
» pour les ulcérations granuleuses; seulement, ici, l'on se voit
» obligé, lorsqu'il s'agit d'émissions sanguines locales, de les
» faire en scarifiant la portion vaginale dans le voisinage de l'ul-
» cération, parce qu'en appliquant des sangsues, l'on ne pour-
» rait pas toujours les empêcher de mordre dans les fongosités,
» ce qui occasionnerait des hémorrhagies copieuses et dibili-
» tantes. »

4° *Ulcères calleux.*

Cette variété d'ulcérations du col de l'utérus doit être fort
rare. Quant à moi, je ne l'ai jamais observée ni dans ma pratique, ni dans les hôpitaux. Plusieurs auteurs ne la mentionnent

même pas, Scanzoni entre autres. Lisfranc, dans son long article, en parle à peine ; il en est de même des autres auteurs en
grand nombre que nous avons consultés et qui sont là, devant
nos yeux.

Quant à Robert, qui en fait sa quatrième espèce, voici ce qu'il
en dit à l'article diagnostic des affections granuleuses et ulcéreuses du col :

« Enfin, les ulcérations calleuses pourraient en imposer pour
» des affections cancroïdes ou cancéreuses du col de l'utérus. Ce-
» pendant, 1° il paraîtrait résulter des observations de MM. Bushe
» et Lebert, que la surface des ulcères cancroïdes offre peu ou
» pas d'induration ; et d'ailleurs, la destruction progressive et
» quelquefois très rapide des tissus malades ne suffirait-elle pas,
» au besoin, pour les distinguer des ulcères simples indurés ?

» 2° Quant au squirrhe ulcéré du col de l'utérus, la couleur
» grise de l'ulcération, la lenteur de sa marche, l'induration des
» tissus sur lesquels elle repose pourraient bien revêtir de prime-
» abord la physionomie de l'ulcère calleux ; mais, d'un côté, l'a-
» mélioration de ce dernier par le repos et les moyens simples,
» de l'autre, la persistance de l'ulcère squirrheux et ses progrès
» incessants malgré les mêmes moyens, ne tarderaient pas à les
» distinguer. » (Pag. 66.)

Notre auteur ajoute peu de chose à ce qui précède. Il dit seulement que ces ulcérations sont les plus difficiles à guérir.
(Pag. 75.) Et, cependant, du traitement il ne dit rien qui leur
soit applicable. Imitons-le, et terminons ici ce chapitre.

5° *Ulcères syphilitiques.*

Ces ulcères, s'ils ne sont pas niés par le plus grand nombre de
ceux qui ont fait une étude des maladies de l'utérus, sont au
moins à peine mentionnés ou faiblement indiqués par eux. Cela
s'explique aisément. D'abord, ces ulcérations sont rares ; la raison de leur peu de fréquence se devine aisément. Il est tout à
fait légitime de comparer ce genre de lésion aux chancres de
l'urètre chez l'homme, qui, par leur rareté comparative, peuvent être assimilés aux chancres du col. Cette assimilation devient tout à fait sérieuse si on l'applique aux chancres qui peuvent se développer et se développent, en effet, dans l'intérieur
du col de l'utérus.

On comprend facilement pourquoi les ulcères syphilitiques primitifs sont rares au col de l'utérus, et plus encore dans son intérieur : cela tient évidemment à ce que le pus contagieux spécifique n'y arrive que rarement. Ce sont les parties les moins profondément placées qui, dans l'immense majorité des cas, se chargent, que l'on me passe cette expression, d'essuyer le pénis, et ne le laissent arriver au col de l'utérus que débarrassé de tout principe capable de contaminer cet organe. Ensuite, on le sait, il faut de toute nécessité, pour qu'une infection syphilitique se produise, qu'une plaie, si petite soit-elle (et plus elle est petite, plus l'effet est sûr), préexiste sur le point où le pus syphilitique sera déposé. Il faut donc qu'une solution de continuité existe au col préalablement au coït infectant, pour que de celui-ci ressorte tout son effet. Il peut même se faire qu'une plaie existe au col sans que, pour cela, à la suite d'un coït impur, la contagion ait lieu. Dans ce cas, le plus ordinairement, le museau de tanche se trouve protégé, préservé par le produit de sécrétion plus ou moins épais et tenace qui alors le recouvre plus ou moins complètement.

D'un autre côté, si, pendant le coït, les écorchures, les excoriations sont fréquentes à la vulve et à l'orifice du conduit vulvo-utérin, elles sont rares, très rares même pendant l'accomplissement de cette haute fonction au fond de ce même conduit et partant au col de l'utérus.

Il est inutile de donner l'explication d'un pareil fait; il porte son explication avec lui; il suffit donc de l'énoncer pour être sûr d'être compris.

Il y a une autre raison qui, indépendamment de leur rareté qui est positive, fait que le plus grand nombre des auteurs, et des plus fameux, a négligé cette variété d'ulcérations du col utérin : je veux parler de la rapidité de leur transformation en ulcérations d'apparence simple. Un autre motif encore me semble devoir être invoqué en faveur du silence de certains auteurs; au moins ce silence ne doit pas leur être imputé à faute : ce motif se trouve dans le traitement qu'ils emploient. Ainsi les cautérisations au nitrate acide de mercure et l'iodure de potassium peuvent, à mon avis, amener une guérison, ou au moins retarder, ou même s'opposer aux manifestations secondaires de la maladie.

Passons maintenant à la description rapide de ces ulcérations.

« Ces ulcérations peuvent être uniques ou multiples ; dans ce
» dernier cas, elles peuvent se réunir et devenir ainsi plus éten-
» dues et à bords irréguliers. Peu larges, peu profonds, en gé-
» néral, ces chancres utérins, qui siégent ordinairement au
» pourtour de l'orifice du col, présentent l'apparence et la forme
» des chancres des parties extérieures, avec lesquels ils coïnci-
» dent souvent. Voici ces caractères : forme arrondie ou irrégu-
» lière, bords taillés à pic, légèrement gonflés en forme de liseré
» d'un rouge vif, circonscrivant une surface d'un gris blanchâ-
» tre ; la présence de ce liseré rouge servirait surtout à les dis-
» tinguer de l'ulcération diphthéritique qui, du reste, offre aussi
» beaucoup plus d'étendue. MM. Boys de Lourry et Costilhes ont
» insisté sur ce point de diagnostic différentiel. » (Robert, ouvrage cité, p. 52.)

Nous voudrions pouvoir citer ici M. Bernutz, qui s'est occupé
tout spécialement, dans ces derniers temps, des affections syphilitiques du col de l'utérus. Mais, malgré notre bonne volonté,
nous y renonçons : ce que nous aurions pu emprunter à cet auteur se trouve noyé, perdu dans deux gros volumes que nous
avons là, sous les yeux. Ces deux volumes ne renferment, du
reste, que quatre ou cinq articles. C'est surtout comme cause de
la pelvi-péritonite que les ulcérations du col y figurent.

N'y a-t-il pas de quoi réfléchir, en voyant le rôle que cet auteur et son collaborateur font jouer à cette affection ? N'est-on
pas aussi porté à la réflexion, en voyant ce que d'autres disent
du phlegmon péri-utérin et de l'hématocèle péri-utérine ?

Mais revenons à nos moutons.

Nous ne nous arrêterons pas à décrire les différentes variétés
d'ulcères vénériens admises depuis le travail de Robert, qui a
servi de base à tout ce qui a été fait depuis lors.

Nous disons seulement, avec cet auteur, qu'en dehors du chan-
cre primitif, on ne doit pas admettre légèrement les autres formes d'ulcérations syphilitiques, dont il faut laisser la responsabilité à leurs auteurs, MM. Gibert, de Castelnau, etc., etc.

Disons, en terminant, qu'il n'y a qu'un moyen d'affirmer
qu'un ulcère du col de l'utérus est réellement de nature syphilitique : c'est l'inoculation.

Le traitement, du reste, indépendamment de cette vérification,
est la véritable pierre de touche des ulcérations syphilitiques.

6° *Ulcères diphthéritiques.*

Ces ulcérations, dont la mention dans les auteurs remonte à moins d'une vingtaine d'années, n'ont, à proprement parler, aucune valeur par elles-mêmes, et n'en tirent une réelle que de la cause sous l'influence de laquelle elles sont nées. Il est évident qu'une ulcération du col de l'utérus qui n'offrirait d'autre particularité que d'être recouverte d'une pellicule grisâtre, ne serait guère ni plus ni moins intéressante qu'une autre à laquelle ce caractère ferait défaut. Tandis que, au contraire, une pareille ulcération avec ce caractère, qui pourrait être rattachée à une diphthérie véritable, soit que le sujet qui en serait porteur en offrirait d'autres signes, soit que cette terrible maladie régnerait concurremment, acquerrait un cachet de gravité toute particulière; car, on le sait, la diphthérie n'est point grave seulement en raison de son étendue ou de son siége, mais bien aussi à cause de sa nature essentiellement toxique.

Ces ulcérations, par elles-mêmes, n'ont donc pour nous aucune valeur; nous serions tenté de les révoquer en doute, en les considérant à notre point de vue; et si nous les mentionnons, c'est moins par conviction que pour ne pas être incomplet.

Les auteurs qui en ont parlé sont MM. Boys de Loury et Costilhes, Robert, Becquerel, Aran, et quelques autres. Mais il semble prouvé que ce genre d'ulcérations a été décrit pour la première fois par MM. Boys de Loury et Costilhes (1845). Est-ce une découverte importante, une heureuse innovation? A mon sens, il est permis d'en douter. La multiplicité des espèces, quand elle n'a d'autre avantage que de faire connaître des particularités purement graphiques, a le grand inconvénient de disséminer l'attention, de la détourner même de la saine observation, en l'obligeant à s'appesantir sur des apparences, et en lui faisant souvent oublier le fond, c'est à dire la véritable nature des maladies. Elle a encore le tort grave de créer des difficultés où il n'en existe déjà que trop, de surcharger la mémoire en pure perte, et de grossir inutilement des livres déjà bien des fois trop volumineux.

Quoi qu'il en soit, voici les caractères assignés par Robert à ce genre de lésions :

« D'après ces auteurs (MM. Boys de Loury et Costilhes), l'ulcération diphthéritique, comme l'angine du même nom, commence par la rougeur; le col est douloureux au toucher; il n'existe pas d'écoulement.

» Peu de jours après, on voit s'élever de petites plaques d'un blanc mat, rarement jaunes, lisses, luisantes, de formes diverses et mal circonscrites; ces plaques, qui n'ont pas un millimètre d'épaisseur, sont très adhérentes au col : il est même impossible, dans quelques cas, d'en enlever un lambeau. Les injections lancées avec force ne parviennent pas à les détacher; et si l'on insiste sur ce moyen pendant trop longtemps, on ne tarde pas à voir suinter des bords de l'érosion des gouttelettes de sang. Après un ou deux septenaires, rarement davantage, ces plaques se détachent en totalité; si elles ne se reforment plus, l'ulcération primitive se montre avec tous les caractères d'une ulcération qui ne présente aucune gravité, et guérit très facilement. Il n'est pas rare d'observer, quand elles se détachent, un écoulement peu considérable qui vient de la surface du col. Il n'existe pas d'engorgement au-dessous de cette ulcération. Cette légère affection a peu de durée. On conçoit cependant que l'éruption successive de plaques diphthéritiques puisse se prolonger beaucoup.

» Si l'ulcération n'a rien de grave, au moins est-il *essentiel* de bien la connaître pour ne pas la confondre avec l'ulcération syphilitique, à laquelle elle ressemble au premier abord. » (Ouvrage cité, p. 49-50.)

Il est temps de clore cette longue citation, qui, à mon avis, légitime mon opinion. J'aurai tout à fait légitimé ma manière de voir sur le peu de valeur de ces ulcérations, je le crois du moins, quand j'aurai ajouté que notre auteur ne dit rien qui leur soit particulier à l'article pronostic (p. 75), non plus qu'à celui du traitement (p. 76 à 99).

7° *Ulcère cancéreux.*

Cette lésion du col utérin n'a guère été étudiée à notre point de vue et sous cette dénomination. Elle a été mentionnée sous le nom d'ulcération *phagédénique,* et décrite par Clarke et de Levers, qui lui ont donné le nom de *corroding ulcer of the os uteri.*

Cette affection ne me paraît pas aussi rare qu'à Scanzoni;

pour ma part, j'en ai vu plusieurs exemples parfaitement caractérisés.

Lisfranc, dans le long article qu'il consacre aux différentes ulcérations du col de l'utérus, ne la mentionne même pas. (Il en parle, ainsi que bien d'autres, mais non d'une manière précise.)

Scanzoni n'en parle que pour la révoquer en doute comme espèce pathologique : c'est pour lui un cancer médullaire. Il est plus voisin de la vérité, et nous sommes tout à fait de son avis, quand il se rallie à l'opinion de Rokitansky, qui assimile l'ulcère dont il est ici question à l'ulcère phagédénique ou cancroïde de la peau. (Ouvrage cité, p. 182.)

Quoi qu'il en soit, de ce qui précède et de ce que nous pourrions y ajouter en fouillant les auteurs, voici ce que nous voulons en dire :

Il existe, pour moi, d'une manière irréfutable, une variété d'ulcère du col de l'utérus qui, si elle est abandonnée à elle-même, conduit *fatalement* les femmes qui la portent à une mort certaine.

Je n'ai rencontré ce genre d'ulcères que sur les utérus ayant la forme que j'ai décrite aux 7e et 8e pages de ce travail. Je ne veux cependant pas dire que cette affection ne puisse pas se développer sur un col ayant une autre forme; seulement, je prétends, et cette assertion a sa valeur, que cette forme y expose singulièrement.

Quoique j'aie donné à cette forme d'ulcère le nom d'ulcère cancéreux, je prétends qu'il y a une grande importance à le distinguer du cancer médullaire ou encéphaloïde et du squirrhe. Ces deux maladies se développent toujours et d'emblée dans le tissu même du col, et sont essentiellement incurables et tout à fait au dessus des ressources de la chirurgie; tandis que la forme ulcérative dont je m'occupe ici se développe exclusivement sur la muqueuse utérine et n'envahit que plus tard les tissus sous-jacents à cette membrane. Par cela seul que cet ulcère n'attaque primitivement que la muqueuse, laquelle, après tout, n'est qu'une *peau rentrée,* par cela seul il peut être considéré comme curable dans une certaine mesure.

Dans un article que j'ai publié dans l'*Union médicale de Paris,* numéro du 23 avril 1858, j'ai établi une distinction que je considère comme l'expression de la vérité, et qui fait ressortir la différence qui existe entre le cancer de la peau, le cancer, comme je l'ai dit, qui s'est développé au soleil, et celui qui prend naissance sous cette membrane. J'ai dit l'un, le dernier, essentiellement incurable, tandis que j'ai affirmé que l'autre était presque toujours, sinon toujours, susceptible de guérison.

Je répète ici ce que j'ai dit dans l'article cité : Oui! le cancer qui naît sous la peau, et quel que soit son siége, *est le véritable et seul cancer*, et toujours il est incurable. *Jamais encore je n'ai vu un seul cas de cancer vrai, ulcéré*, arriver à une guérison définitive. Dans tous les cas que j'ai eu à observer, et ils sont nombreux, la guérison n'a jamais été qu'apparente, temporaire; toujours la récidive, pour s'être fait attendre, est arrivée, et la mort a toujours été le terme fatal de cette affreuse maladie. Tandis qu'au contraire, le *cancer* développé à la peau, et je soupçonne la muqueuse de n'être, sous ce rapport comme sous le rapport anatomique, qu'une sorte de peau, une peau modifiée, n'est pas, à rigoureusement parler, un véritable cancer; c'est un carcinôme, un cancroïde, un ulcère chancreux, etc., etc., mais non *un véritable cancer*. Aussi est-il toujours ou presque toujours curable. J'oserais affirmer qu'il l'est toujours lorsque, par sa position, il permet au chirurgien de le détruire en entier. Le premier, le cancer vrai, ou sous-cutané, est un vice général de l'économie tout entière; c'est, en un mot, une maladie *totius substantiæ*, non susceptible, jusqu'à ce jour, d'élimination. Aussi, je l'ai dit et je le maintiens, il n'est en rien justiciable de la chirurgie. Si jamais l'on parvient à en triompher, — et pourquoi non? — ce sera la médecine et non la chirurgie qui aura cet honneur.

Pourquoi la médecine ne découvrirait-elle pas un remède contre le cancer? Pourquoi ne trouverait-elle pas son quinquina? Elle a bien trouvé celui de la fièvre palustre, de la syphilis, de la variole. Elle trouvera..., ne serait-ce que dans l'hygiène, celui du cancer, de la phthisie, et de quelques autres maladies qui font aujourd'hui le désespoir des malades et des médecins!

Le cancer vrai se développe sans cause appréciable, le plus souvent, sinon toujours; chez lui, le germe est toujours préexistant à la cause sensible, quand elle existe. Le cancer vrai est très souvent héréditaire. Pour mon compte, je suis tout à fait disposé à admettre pour ce produit hétéromorphe, comme élément et comme point de départ, une *cellule* ou tout autre *élément* histolo-gique analogue, quelque chose enfin qui, dans l'organisme sain, n'a pas de congénère. Et si l'on dispute encore à cet égard, il n'en faut accuser que l'insuffisance des instruments : c'est une question de pure optique. Donc, indubitablement, elle aura une solution.

Le carcinôme, le cancroïde, ou le cancer faux, développé à la peau ou sur une muqueuse, y reste longtemps, très longtemps, sans envahir d'autres tissus. Il n'empoisonne l'économie tout entière que bien rarement, si tant est qu'il y parvienne.

Quand les malades meurent de cette maladie, ce n'est jamais qu'à la longue, et bien plus à cause des ravages locaux, qui peuvent être énormes, qu'à cause de l'envahissement de l'éco-nomie par un principe particulier.

La cause de cette maladie, en tant que cause directe, est toujours appréciable : c'est une maladie de cause externe. J'admets volontiers une prédisposition, comme j'en admets une pour presque toutes les maladies; mais je repousse de toutes mes forces, et avec une conviction profonde, l'intervention préexis-tante d'un germe ou cellule, analogue même, à plus forte raison identique, à ceux du cancer vrai. Et si l'on veut absolument que le mal dont je m'occupe ici soit une espèce pathologique spéciale, j'y consens, mais à la condition qu'on en fera une espèce distincte du cancer vrai : d'un côté, incurabilité absolue et germe préexistant constant, de l'autre, curabilité constante et cause d'origine externe ; cela suffit pour légitimer mon opinion.

Comment se fait-il donc que l'on ne s'entende pas encore d'une manière générale sur des faits qui semblent clairs? Cela dépend, à mon avis, de ce que le diagnostic différentiel n'est pas suffisamment avancé. Qu'existe-t-il, en effet, à ce sujet, en dehors de notre assertion?

Cela pourrait aussi tenir à l'habitude, tranchons le mot, à la routine, et à un vice d'observation clinique. Je crois pouvoir me dispenser d'aller à la recherche de causes moins avouables et, peut-être, plus efficace.

Combien n'a-t-on pas pris de tumeurs fibro-plastiques, adé-noïdes ou autres, non sujettes à récidives, quand elles sont *pures et légitimes,* pour des cancers guéris? Combien n'a-t-on pas accusé de ces tumeurs d'avoir récidivé? Erreur de diagnostic que tout cela.

Rappelons, en terminant, un exemple d'ulcère cancéreux du col de l'utérus, choisi parmi ceux que j'ai eu à observer :

Au mois de décembre 1859, je fus appelé à voir la femme M..., du village du Bois-de-la-M..., à quinze kilomètres de ma demeure. Cette femme, qui est âgée de moins de 50 ans, est souffrante depuis longtemps. A cette première visite, je constatai ce qui suit : teint brun-jaunâtre (les cheveux et la peau sont très foncés en couleur), conjonctives jaunes, aspect triste du visage, amaigrissement marqué sans être considérable, constipation, coliques, douleurs dans les aines, perte continue. Après avoir constaté l'intégrité des autres organes, j'examinai au doigt (je n'avais pas de spéculum), et je trouvai que l'utérus était le siége exclusif du mal. Le corps de la matrice est peu volumineux, arrondi, globuleux et encore mobile ; le col, où se trouve presque tout le mal, est évasé en forme de pavillon de trompe, frangé, offrant à la circonférence de sa large ouverture comme un renversement de ses bords, qui sont plus ou moins épaissis par place, et offrent çà et là des sortes de nodosités dures, calleuses, tandis que le centre de cette ouverture qui est vaste, elle admet facilement le doigt, est anfractueux et comme ramolli ; son tissu semble céder, ou même cède sous la pression du doigt. Cet examen achevé, et les notions précédentes acquises, je retirai le doigt, qui était souillé d'un ichor tellement fétide, qu'à peine eut-il franchi la vulve, je l'éloignai instinctivement de toute la longueur de mon bras. Jamais avant, ni depuis, je n'ai senti d'odeur plus repoussante.

Le diagnostic, ici, ne pouvait être douteux. J'étais en présence d'un ulcère cancéreux du col de l'utérus.

Que devais-je faire ? Fallait-il me croiser les bras et rester inactif, tout en donnant de banales consolations et en prescrivant de simples soins hygiéniques ? Je ne le pensai pas.

En présence d'un tel mal, tenter ne pouvait pas nuire. Prenant en considération les forces de la malade, qui sont assez bien conservées, l'état du pouls qui est bon, le caractère des douleurs ressenties, qui sont fréquentes, vives et lancinantes, je me décidai, séance tenante, à pratiquer une saignée du bras de 200 grammes environ ; je prescrivis des injections intravaginales d'eau froide, des lavements émollients ; un quart de lavement le soir, avec addition de 15 à 20 gouttes de laudanum de Sydenham ; la poudre de semences de ciguë, à la dose de 5 centigrammes par jour d'abord, et progressivement jusqu'à 10, 15 et 20 centigr. en une seule pilule.

Je revis cette femme quinze jours plus tard seulement. Je dois le dire, je fus étonné, émerveillé même du changement qui était survenu dans son état. L'ulcère offre la même étendue, mais l'odeur qu'il répand est bien moins repoussante. La malade est levée, souffre beaucoup moins, a retrouvé du calme et du sommeil; ses douleurs sont supportables; son appétit est plus prononcé, et ses digestions se sont améliorées; l'espoir est rentré dans son cœur.

Après avoir constaté ce qui précède, j'appliquai le spéculum, et je constatai ce qui suit : L'aspect du col est à peu près ce que le doigt me l'avait fait à mon premier examen. Son orifice est large et frangé, à bords renversés; la surface de l'ulcère est d'un gris sale, parsemé de nuances ardoisées par places. Cet ulcère laisse suinter un ichor roussâtre (il n'y a plus de sang à proprement parler), beaucoup moins fétide que lors de mon premier examen. Ce qui me frappe, ce sont des corpuscules d'apparence graisseuse, ressemblant de prime abord à des grains de riz brisés et mal cuits qui coulent en assez grand nombre dans le spéculum. Ces sortes de corpuscules ont peu de consistance et se laissent facilement écraser par la pression des doigts. Ce qui surtout m'étonne, c'est le changement survenu dans l'aspect du facies de la malade : le teint est meilleur, moins jaune terreux, plus coloré que lors de ma première visite.

Si j'étais susceptible de me laisser éblouir par de trompeuses apparences, je dirais : Cette femme est en voie de guérison. Les parents, du reste, ne manquent pas de me poser la question habituelle : Peut-elle guérir? il faut agir; sinon, non. Je fus forcé de répondre que le cas était très grave, que, malgré le mieux apparent, je penchais vers l'idée d'une terminaison fatale. On consentit cependant à ce que je fisse une nouvelle visite.

A cette nouvelle visite, qui eut lieu quinze jours plus tard, c'est à dire un mois après la première, je constatai que le mieux ne s'était pas démenti, que même il avait un peu progressé. Le traitement avait été le même que la première fois. Il n'y a plus pour ainsi dire de douleurs ni d'écoulements; les forces se sont relevées; il y a un mieux réel.

Nonobstant, on me pria de suspendre mes visites, sous prétexte qu'elles étaient coûteuses, et que je ne pouvais pas garantir la guérison. Je fis une troisième saignée, et prescrivis de continuer pour tout le reste, recommandant qu'on me donnât des nouvelles de la malade au bout d'un mois.

Je ne reçus de nouvelles de cette femme qu'après sa mort, qui eut lieu plus d'une année après ma dernière visite. Le mieux se maintint longtemps, au point de laisser croire, sinon à une guérison, du moins à un mieux durable. Quand le mal eut repris et fait des progrès sensibles, il marcha très vite, et la catastrophe se fit peu attendre.

Qui pourrait dire que le résultat aurait été le même si les soins avaient été continués, et surtout s'ils avaient été commencés plus tôt! Personne, probablement; pas moi, du moins. Je serais même porté à penser que la mort eût été conjurée, au moins pour longtemps, si l'hygiène eût été meilleure et les soins continués suffisamment longtemps.

CHAPITRE SIXIÈME.

DES LÉSIONS DE L'INTÉRIEUR DE LA CAVITÉ CERVICALE DE L'UTÉRUS.

Mon intention est de ne m'occuper ici que de l'inflammation catarrhale de la muqueuse de la cavité cervicale de l'utérus, ou du catarrhe de cette membrane. Encore n'en dirais-je que peu de mots, son étude ne pouvant être séparée, en pratique, de celle du catarrhe de l'intérieur de l'organe.

Le catarrhe du col, comme celui du corps de l'utérus, est aigu ou chronique.

Du catarrhe aigu.

Le catarrhe aigu du col diffère peu de celui de l'intérieur du corps de l'utérus, ou plutôt il n'en diffère qu'en moins, c'est à dire que ses symptômes sont tous amoindris. Il présente cependant un caractère essentiel, et qu'il est important de noter et de retenir, c'est à savoir la différence qui existe entre le produit de secrétion de l'un et le produit de secrétion de l'autre. Le liquide fourni par la muqueuse du col offre toujours plus de consistance que celui fourni par celle du corps; il est aussi moins âcre et moins irritant. Quand donc une perte est séreuse et qu'elle excorie la peau par son contact, on peut affirmer, quatre-vingt-dix-neuf fois sur cent, qu'elle est fournie par la muqueuse de l'intérieur du corps. Très rarement, en effet, le liquide fourni par le col produit cet effet; et quand la chose arrive, on est averti du retour vers l'état normal par le changement qui s'opère dans le produit de sécrétion, qui, alors, de séreux redevient muqueux.

Du catarrhe chronique.

Ce que nous venons de dire sur le catarrhe aigu s'applique, d'une manière plus absolue encore, au catarrhe chronique.

Seulement, comme notre conviction est grande et que nous pensons que notre manière de voir a ici son importance, nous croyons devoir insister.

Pour nous donc, le catarrhe utérin, pris dans son ensemble, est une chose rare, très rare, si on le considère abstraction faite de toute autre lésion de l'organe gestateur.

Nous sommes tellement convaincu de ce que nous avançons, que nous ne craignons pas de dire que le catarrhe chronique du col est une maladie qui n'existe pas isolée de toute autre lésion, soit de l'utérus, soit de ses annexes.

Nous croyons devoir négliger toutes les descriptions qui en ont été données, quelle que soit d'ailleurs l'autorité des auteurs qui les ont fournies, et quelle que soit l'estime qu'ils nous inspirent.

Nous pensons encore ne devoir rien dire de l'étiologie et de l'anatomie pathologique, la première nous semblant souvent erronée, et la seconde, le plus souvent, de pure convention.

Le traitement ne doit pas nous arrêter non plus. Disons seulement qu'après avoir satisfait aux indications exigées par l'ensemble du mal, il devient urgent de s'occuper de l'état de la muqueuse. C'est principalement dans l'état chronique que ce précepte ne doit pas être perdu de vue. La cautérisation avec le crayon de nitrate d'argent fait ici la base du traitement. Une précaution indispensable à la réussite, consiste à nettoyer préalablement la muqueuse du produit de sécrétion, souvent tenace, qui la recouvre et l'isole; on y parvient avec un bourdonnet de coton cardé, que l'on fixe sur une tige quelconque et appropriée.

Je me contenterai de mentionner, sans aucune appréciation, l'emploi de l'aloès en lavements, conseillé par Aran.

Pour plus ample informé, voir l'article de Scanzoni, pages 150 à 163.

— Pour tout dire, il nous faudrait encore nous occuper des granulations de l'intérieur du col; mais, outre que ces lésions sont contestées par quelques-uns (M. Nonat entre autres), et que ceux qui les admettent sont loin de s'entendre à leur égard, nous croyons pouvoir nous dispenser de nous y appesantir.

Nous voulons seulement dire que, malgré l'autorité de Récamier, de MM. Trousseau et Nélaton, et de beaucoup d'autres qui les ont copiés, il est permis, sinon de les nier comme espèce pathologique, au moins de contester la plus grande partie de leur importance.

Sans aller aussi loin que Scanzoni, qui dit pages 161-162 : « La curette recommandée par Récamier pour enlever les granulations qui se développent dans l'utérus, est un instrument basé sur des théories tout à fait erronées, ce qui lui ôte aussi toute autorité pratique, » nous pouvons cependant affirmer avoir toujours guéri les femmes offrant les symptômes que les auteurs mentionnés plus haut attribuent à cette maladie, sans jamais avoir eu recours à la curette, ce qui, à notre avis, atténue singulièrement sa valeur pratique en même temps que la fréquence des granulations intra-utérines.

V. à ce sujet : Robert (p. 27), Nonat (p. 193 à 216), Becquerel (t. Ier, p. 162-274), Aran (p. 429 et suiv.), etc., etc.

CHAPITRE SEPTIÈME.

DES LÉSIONS DE SENSIBILITÉ DU COL DE L'UTÉRUS.

Dans les auteurs à notre disposition, nous ne trouvons rien qui puisse nous guider.

Nous ne voulons point parler de l'hystérie, dont le siége est encore à préciser, ni de l'hystéralgie, que nous n'avons pas eu à observer personnellement, et qui est si rare que beaucoup d'auteurs ne la mentionnent même pas. Scanzoni, qui lui consacre quelques pages, dit n'en avoir vu que trois cas.

Nous avons spécialement en vue des troubles nerveux mal définis, rapportés par les malades à une souffrance du col de l'utérus, irradiant aux cuisses, aux lombes, aux aines, etc. : troubles et douleurs fort difficiles à calmer, et que nous avons toujours trouvés en rapport disproportionné avec l'état pathologique apparent du col et même du corps de l'organe utérin.

Chez les femmes affectées des souffrances auxquelles nous faisons allusion, le col de l'utérus est toujours très sensible au toucher. Cette sensibilité anormale est répercutée par une pression, même légère, soit vers la vessie ou le rectum, soit vers les lombes ou les cuisses. Les époques menstruelles et leur approche les exaspèrent ordinairement.

Nous n'avons trouvé, jusqu'à présent, que le chloroforme, porté directement sur le col au moyen d'un tampon de coton, qui nous ait été utile, et ait procuré aux malades un véritable soulagement, mais passager, et souvent seulement momentané.

CHAPITRE HUITIÈME.

DES POLYPES DU COL DE L'UTÉRUS.

Si nous nous en rapportions au dire de certains auteurs, notre tâche serait courte. Ces auteurs pensent que l'implantation des polypes a toujours lieu plus ou moins profondément dans l'intérieur de l'organe utérin ; que, par conséquent, le col, ou portion vaginale de cet organe, en est, sinon toujours, au moins presque toujours exempt. Nous pourrions, renchérissant quelque peu sur les affirmations de certains maîtres, dire que cet *organe* en est tout à fait indemne et passer à un autre chapitre.

Telle n'est cependant pas notre pensée ; nous penchons même vers une opinion opposée. A notre avis donc, le col est presque aussi souvent le siége de ces productions morbides que le corps de l'utérus.

Nous nous abstiendrons ici de toute discussion relative à l'étiologie et à la nature intime de ces corps. Nous nous contenterons de dire seulement que l'âge dit critique y prédispose, et que *jamais* ils ne subissent *la dégénérescence cancéreuse.*

Tous les cas, sans exception, que nous avons eu à observer, étaient portés par des femmes de quarante à cinquante ans. Nous n'en avons jamais rencontré un seul au dessous ni au dessus de ces deux extrêmes. Nous ne prétendons cependant pas dire que la chose soit impossible, nous disons seulement qu'elle est rare, très rare.

Quant à la dégénérescence cancéreuse, nous pensons ne pas devoir y insister. Nos recherches et nos observations personnelles nous disent suffisamment que nous sommes dans le vrai. Tâchons donc de ne pas perdre de vue que notre but est tout pratique, et tend presque exclusivement vers deux points : la cautérisation et l'amputation du col de l'utérus. La question de l'application du spéculum, quoique importante, n'est qu'accessoire.

L'existence des polypes du col étant admise, et nous pensons qu'elle deviendra évidente dans la suite, disons que ces polypes sont de deux sortes : mous ou muqueux, durs ou fibreux.

Des polypes muqueux.

Ces polypes ont beaucoup moins de gravité que les fibreux; ils sont aussi beaucoup moins fréquents. Ils ont pour siége presque exclusif la cavité du col ou son orifice inférieur. Ils peuvent être en nombre plus ou moins considérable; le plus ordinairement, cependant, il n'en existe qu'un seul à la fois. Leur nom indique suffisamment leur nature; ils sont constitués par la muqueuse elle même. Ils n'acquièrent que rarement un certain volume; ils peuvent ne pas dépasser celui d'un pois. J'en ai cependant observé un (que je fus chargé de détruire), en consultation avec le Dr Pujo, de Berson, qui avait le volume d'une prune ordinaire. Il avait une forme allongée, et s'insérait à l'orifice du col par un pédicule mince et presque filiforme.

Ces polypes n'occasionnent que rarement des pertes importantes; ils saignent cependant avec une grande facilité, mais ils fournissent peu de sang. Il peut même arriver, gênant peu ou point, et pouvant ne pas saigner du tout, qu'ils passent totalement inaperçus pendant fort longtemps, et que leur découverte soit toute accidentelle : c'est ce qui eut lieu pour celui auquel je faisais allusion plus haut. Leur présence constatée, une indication se présente; il faut les détruire. Ici tous les modes opératoires sont bons, mais le plus simple est le meilleur. Il suffit de les saisir avec une pince convenable pour en opérer l'avulsion. Il est cependant convenable de ne pas opérer de tractions violentes, et de les saisir le plus près possible de leur point d'implantation; sans cela on pourrait les déchirer et n'opérer l'enlèvement que d'une partie. Dans ce cas, pour ne pas s'exposer à une récidive, il faut de nouveau saisir la portion restante et l'enlever. Dans le cas, assez commun du reste, où elle ne se laisserait que difficilement arracher, un simple broiement avec une pince à polypes des fosses nasales suffira pour la détruire sur place et s'opposer à tout retour.

Des polypes fibreux.

Devant nous s'ouvre une large carrière, bien que circonscrite en apparence à un bien petit espace à parcourir. Si nous voulions dire, même en raccourci, ce qui a été avancé sur ce sujet depuis Hippocrate, qui dit avoir trouvé un calcul dans la matrice, lequel pourrait bien n'être qu'un polype dur, mais lequel aussi pourrait bien être un vrai calcul (voir Lisfranc, ouvrage cité, t. III, p. 83-84), jusqu'à nos jours, nous n'en finirions pas. Il nous faudrait faire un travail rétrospectif, long et pénible; et si nous l'entreprenions, nous voudrions le faire complet.

Qu'il nous suffise donc de dire que de grands noms figurent parmi ceux des hommes qui ont abordé cette question. Citer le père de la médecine, Paul d'Égine, Fabrice de Hilden, Ambroise Paré, Morgagni, Levret, etc., etc., c'est beaucoup faire. Ce dernier a changé la face de la science à l'égard de ces productions morbides, et s'est couvert de gloire, dit Lisfranc (t. III, p. 53); il clot donc dignement la liste précédente. Mais à cette liste, il convient d'ajouter les noms suivants : Baillie, Bichat, Roux, Hervez de Chegoin, Dupuytren, qui, dans ses leçons cliniques ([1]), a consacré à cette question un long et excellent article (t. IV, p. 257 à 369); Bayle, qui, sous la direction de Dupuytren, fixa surtout leurs différents siéges; M. Cruveilhier, qui en a tracé l'histoire anatomique; M. Malgaigne, Robert Lee, Amussat; M. Lebert, qui a envisagé la question au point de vue histologique; M. Jarjavay, qui l'a traitée au point de vue de la médecine opératoire; M. Forget, M. Oldham, et enfin M. Houel, qui, dans son livre *(La description et le catalogue du Musée Dupuytren)*, en a donné une bonne description. Quoique nous soyons loin d'avoir épuisé la liste des auteurs qui ont touché à cette importante question, surtout dans ces derniers temps, nous pensons ne pas devoir aller plus loin.

Mais nous ne saurions passer sous silence le nom de Lisfranc, qui a tant fait pour tout ce qui a trait aux maladies de l'organe de la gestation, et qui, dans un article étendu sur le point particulier qui nous occupe, a tracé de main de maître d'excellents préceptes pratiques. Nous ferons cependant la remarque que Lisfranc, dans cet article où tant de choses se trouvent, est long, diffus, obscur même; mais empressons-nous d'ajouter qu'il y est presque toujours vrai. Il nous serait impossible de rendre un pareil témoignage à bien d'autres, même à l'illustre chirurgien de l'Hôtel-Dieu.

Certes, comme rédaction, l'article de Dupuytren l'emporte de

___

([1]) Recueillies et publiées par les Drs Brière de Boismont et Marx.

beaucoup sur celui de Lisfranc; mais comme valeur scientifique et pratique réelle, il lui est inférieur. Nous n'en voulons d'autre preuve que la facilité avec laquelle il admet la dégénérescence cancéreuse de ces corps, que nous nions absolument (¹).

Lisfranc lui est supérieur comme médecin, et l'emporte de beaucoup sur lui en ce qui touche l'interprétation des symptômes inhérents à la présence du polype, et aussi de ceux qui suivent l'opération et peuvent en être la conséquence. Dupuytren est surtout chirurgien et *didactique;* Lisfranc est davantage médecin et médecin très éclairé. Mais laissons cela, et disons que les polypes fibreux du col siégent principalement à son union avec le corps, ensuite sur la lèvre antérieure; tandis que ceux du corps affectent de préférence la partie postérieure de l'organe, ceux du col semblent préférer l'antérieure.

A quoi tient cette singulière différence? Nous ne saurions le dire.

Le diagnostic de ces *fibroïdes* est en général facile. En dehors des symptômes généraux et rationnels, tels que pertes sanguines fréquentes et de longue durée, auxquelles succèdent des pertes sanieuses, mucoso-purulentes, qui épuisent vite et sûrement les femmes, constipation et rétention d'urine, ou plutôt urine difficilement retenue et gardée, et par conséquent besoin fréquent de la rendre, troubles nerveux, etc., etc., le toucher suffit ordinairement pour lever toute difficulté.

Le spéculum est rarement indispensable.

Par le toucher, quand il est possible dans toute l'acception du mot, on arrive toujours à une conviction. Le doigt, en effet, arrive toujours au col, dans l'orifice duquel il sent le pédicule du polype, dont il peut, en général, faire le tour. Ce fait seul de la présence d'un pédicule que l'on peut circonscrire et isoler par le doigt, pédicule supportant une tumeur plus ou moins dure, libre et flottante dans le vagin, indépendamment de la forme de cette tumeur, qui est toujours plus ou moins arrondie,

---

(¹) Lisfranc aussi adopte l'opinion de la dégénérescence cancéreuse des polypes de l'utérus. Il l'adopte en disant qu'il pourrait citer beaucoup de faits à l'appui de sa manière de voir, mais il ne le fait pas.

Malgré l'autorité de Lisfranc, devant laquelle nous aimons à nous incliner, et malgré les considérations philosophiques qui l'appuient, nous repoussons l'opinion de ce maître. Nous reviendrons plus tard sur ce sujet.

ovoïde, globuleuse, suffit, dans l'immense majorité des cas, à établir un bon diagnostic, en le rendant différentiel. Dans le cas cependant où le polype aurait acquis un volume. tel qu'il remplirait tout le vagin et s'opposerait, par le fait, à ce que le doigt pût atteindre son pédicule, il serait permis d'hésiter. Mais en groupant les symptômes généraux, et en appliquant alors le spéculum, qui permettrait à l'œil de voir le polype, il serait encore possible d'établir un diagnostic positif et sûr. Nous en dirons encore autant des cas dans lesquels le polype aurait contracté des adhérences avec le col de l'utérus.

Le diagnostic étant établi, et la présence du polype étant mise hors de doute, une indication formelle surgit : il faut en débarrasser la malade le plus promptement possible.

Avant d'aborder ce point de médecine opératoire, avant de dire comment on doit procéder, selon nous, disons quelques mots sur la possibilité et la non possibilité de la dégénérescence cancéreuse de ces corps et sur quelques autres particularités de leur histoire.

Nous l'avons dit et nous le répétons, malgré l'autorité des plus grands noms, nous nions la dégénérescence cancéreuse de ces corps. Nous la nions, parce que nous ne la comprenons pas et ne l'avons jamais vue. Nous la nions encore, parce que nous pensons que ce que l'on a pris pour elle n'était qu'une apparence trompeuse, et que ce n'était qu'une gangrène plus ou moins étendue.

Le danger de ces sortes de *fibroïdes* n'est nullement dans les transformations qu'ils peuvent subir, mais dans les accidents que leur présence occasionne. Indépendamment des pertes sanguines qu'ils font naître, et que, dans l'état actuel des choses, il est impossible de suffisamment expliquer, ils occasionnent des pertes muqueuses et mucoso-purulentes qui fatiguent beaucoup les femmes et les épuisent par leur quantité et leur durée. Ils occasionnent encore des dérangements des principales fonctions, dérangements, outre ceux de la vessie et du rectum, qui sont secondaires aux hémorrhagies et aux pertes de différentes natures qui les précèdent et leur succèdent, et qui conduisent directement à l'anémie, laquelle peut être suivie de la mort. Le terme fatal peut encore être la suite et la conséquence directe d'une résorption purulente, laquelle peut être amenée soit par les ulcérations du corps fibreux lui-même ou des organes de la femme avec lesquels il est en contact, soit par la gangrène de ce même corps fibreux.

Pour mettre ceci en lumière, empruntons à l'article cité de Dupuytren deux faits, ou plutôt citons seulement le rapprochement qu'il fait de ces deux faits :

« Faisons maintenant, dit cet illustre auteur, un rapproche» ment entre ces deux cas. Les deux femmes sont du même âge. » Chez l'une et chez l'autre, la tumeur présente, à quelque chose » près, le même volume, occupe la même région utérine, et a » donné lieu aux mêmes phénomènes extérieurs, un écoulement » de sang suivi d'un écoulement sanieux et fétide. Mais chez » l'une la surface de la tumeur *est lisse*, chez l'autre *elle est* » *inégale;* chez la première la substance *est dense, résistante, elle* » *est molle, ramollie* chez la seconde ; chez la première l'écoule» ment sanguin n'existe que depuis *un mois*, et il y a *peu de* » *fétidité;* chez la seconde il existe depuis *un an*, et il y a *une* » *fétidité horrible*. D'où il faut conclure que la tumeur n'est » point encore *dégénérée* chez la première malade, et que l'on » pourrait *sans inconvénients retarder un peu l'opération*, tandis » qu'il y a *un commencement de dégénérescence* dans le second cas, » *qu'il est urgent de pratiquer l'opération, et même qu'elle n'offre* » *plus que des chances fort incertaines de succès*. » (Ouvrage cité, p. 259.)

Évidemment il faudrait, par une discussion, faire ressortir toute l'inexactitude de la portée attribuée aux formes de ces deux faits; mais cela nous éloignerait de notre but, et nous avons grande hâte de l'atteindre. Nous nous contenterons donc de souligner les points faibles de cette narration.

Mais si cette citation, ainsi présentée, ne suffisait pas pour prouver jusqu'à l'évidence que le grand chirurgien s'est hâté de conclure, le fait suivant, nous le pensons, y parviendrait :

Je fus consulté, l'an dernier, au mois d'août, par la femme Dupas, du village de M..., en cette commune, qui était souffrante depuis fort longtemps.

Cette femme, qui est alitée et peut à peine marcher, est anémique avancée par suite de pertes sanguines datant de plus de deux ans, pertes alternant avec un écoulement blanc plus ou moins abondant. Cet écoulement est sanieux, mucoso-purulent et fétide.

La femme Dupas est âgée de 48 ans, d'un bon tempérament, et jouissait, avant ses pertes, d'une bonne santé habituelle.

Indépendamment des renseignements précédents, qui m'avaient mis sur la voie de la vérité, je pratiquai le toucher et j'acquis la certitude de la présence d'un polype utérin.

Ce polype, qui a le volume du poing, est rond, globuleux, et s'implante, par une large base, à la face interne de la lèvre supérieure du col. De plus, il est mou, inégal, bosselé; il a occasionné, par son long séjour dans le vagin, une irritation telle de ce conduit, qu'il en est résulté, indépendamment des pertes sanguines, qui, comme je l'ai déjà dit, sont abondantes et de longue durée, une perte blanche épaisse et fétide qui dure tout le temps qui sépare une hémorrhagie de la suivante.

Malgré l'état grave dans lequel se trouve cette femme, et même à cause de cet état, malgré les caractères signalés plus haut, offerts par son polype, et malgré son implantation large et non pédiculée, je n'hésite pas à lui proposer une opération, seul moyen de la guérir, et parfaitement rassuré, au point de vue de la récidive, sur les suites de cette opération.

Ma proposition fut agréée, et le jour de l'opération fixé au 31 août. J'avais préalablement mis cette malade, qui venait d'une contrée marécageuse et avait offert quelques symptômes intermittents, à l'usage du quinquina. Je l'avais aussi soumise à un régime aussi réparateur que possible, vu l'état de ses forces digestives qui sont mauvaises et délabrées; son appétit est presque nul.

Pour arriver à débarrasser la femme Dupas de son polype, étant aidé de mon confrère et ami M. Obissier, je procédai selon que j'en ai l'habitude : j'implantai deux pinces de Museux sur le polype, afin de l'amener au dehors par de douces et patientes tractions. Mais à peine avais-je imprimé à ces instruments quelques mouvements de va-et-vient pour ébranler le polype et le forcer à descendre, qu'ils abandonnèrent le lieu où ils avaient *mordu*, le tissu du polype ne leur opposant aucune résistance. Je fis de nouvelles tentatives qui eurent un semblable résultat. J'avoue que si j'avais été moins solidement établi dans ma conviction, j'aurais hésité, et peut-être aurais-je abandonné l'opération, n'admettant pas, avec Lisfranc, qu'il faille, que l'on ait affaire à un polype ou à un cancer, opérer la même chose, et encore moins qu'il n'y ait pas grande importance à établir un diagnostic différentiel de ces deux maladies, puisque la conduite à tenir est toujours la même. D'un autre côté, j'avais présente à l'esprit l'opinion de Dupuytren sur la possibilité, sur la probabilité de la dégénérescence du polype en présence duquel je me trouvais. Nonobstant, je me remis à la besogne, et appliquant une seule pince sur le côté droit du polype, pince que je tenais de la main gauche, et introduisant mon index et mon médius droits dans le vagin, je saisis avec ces deux doigts le polype, que je pus enfin, en agissant doucement et lentement, amener au dehors. J'en fis immédiatement la section avec des ciseaux ordinaires. Je dirai plus tard comment je procède. Je dis seulement ici que si jamais j'avais à opérer un polype placé au point où celui-ci était implanté, et que, comme lui, il n'eût point de pédicule, je ferais placer la femme en pronation : le manuel opératoire en serait singulièrement rendu facile.

Il s'écoula très peu de sang, et les suites immédiates de cette opération furent aussi simples et aussi heureuses que possible.

Je crois devoir me dispenser de relater ici les longues et douloureuses péripéties par lesquelles cette femme a dû passer par la suite.

Je me contenterai de dire que, quinze jours après l'opération, et au moment où je pensais ma malade hors de tout danger, — elle commençait à se lever et à manger, l'appétit avait été long à se réveiller, — elle fut prise d'une *phlegmatia alba dolens* du membre inférieur gauche, qui débuta soudainement, amena une syncope, mit la vie de cette femme en danger, et se termina heureusement vers le quinzième jour après son début. Mais j'aurais eu tort de chanter victoire;... aussi ne le fis-je pas, loin de là ; je me tins sur mes gardes, et je manifestai la crainte de voir un semblable accident se développer sur le membre inférieur droit. Bien m'en prit. Dans un mouvement brusque exécuté par la malade dans son lit, elle fut prise d'étouffements, de défaillances, de lipothymies, et faillit trépasser : elle venait d'être atteinte de *phlegmatia alba dolens* du membre droit.

Je me crois autorisé, en tenant compte des travaux de MM. Andral et Gavarret, de Becquerel et Rodier sur le sang, et surtout des si belles leçons professées par M. Trousseau sur la *phlegmatia alba dolens*, leçons recueillies et publiées par l'*Union médicale de Paris*, à indemniser l'opération de toute responsabilité au sujet de ces redoutables accidents, et à en faire peser tout le poids sur l'anémie.

Nous n'avons ici vu surgir aucun symptôme de nature phlegmasique, nous n'avons eu recours à aucun antiphlogistique, et cependant nous avons été assez heureux pour voir notre malade se guérir. L'anémie seule est donc coupable ; on sera d'autant plus porté à admettre cette opinion, que l'on se rappellera et que l'on tiendra plus compte de ce fait, à savoir que, dans cet état pathologique, le fluide sanguin se *fibrine* en proportion de ce qu'il se *déglobulise*.

Aujourd'hui, plus d'un an après l'opération, la femme Dupas jouit d'une parfaite santé ; ses règles sont revenues quatre mois après l'opération, deux mois après son parfait rétablissement.

Que devient, nous le demandons, la terrible dégénérescence cancéreuse, en présence de faits semblables à celui-ci?

Nous avons dit plus haut que, dans l'état actuel des choses, il était difficile de se rendre un compte exact des hémorrhagies occasionnées par la présence d'un polype de l'utérus, et d'en donner une explication satisfaisante. Le plus grand nombre des auteurs ne tentent même pas cette explication ; d'autres s'en tirent en rendant responsable la membrane d'enveloppe du polype. Lisfranc est du nombre de ces derniers; et comme preuve justificative de son opinion, il dit avoir plusieurs fois arrêté l'hémorrhagie occasionnée par certains polypes en les dépouillant de leur membrane d'enveloppe.

Mais que devient cette explication, en présence des polypes chez lesquels cette membrane fait défaut, et dont la présence, cependant, est accompagnée de pertes sanguines importantes et de longue durée, qui disparaissent sitôt l'enlèvement du polype effectué, pour ne plus revenir?

Quant à nous, nous pensons que cette membrane peut jouer un certain rôle par rapport aux hémorrhagies, mais que ce rôle est tout à fait secondaire. Ces hémorrhagies, à notre avis, dépendent davantage des dilatations successives et forcées du col; aussi sont-elles plus abondantes et plus vraies au début du mal, et principalement au moment où le polype franchit le col. Il faut encore tenir compte, pour bien les comprendre, du ramollissement que subit le tissu utérin, de la vascularisation qu'éprouve la membrane interne de l'organe gestateur, et de l'irritation permanente qu'y développe et y entretient le polype. Si cette explication ne dit pas tout, elle se rapproche, du moins nous le pensons, un peu de la vérité. Ajoutons que le polype de la femme Dupas n'avait pas de membrane d'enveloppe, et que cependant il avait donné et donnait encore lieu à de véritables pertes sanguines.

Une particularité des polypes de l'utérus, qu'il est bon de connaître, ne serait-ce que pour tranquilliser l'opérateur pendant qu'il agit, consiste dans la possibilité d'une cavité dans leur pédicule. Cette particularité n'est pas commune, sans être cependant très rare : tous les auteurs en parlent comme l'ayant rencontrée. Pour mon compte, je l'ai vue une fois; et si j'en fais mention ici, c'est qu'il s'agissait d'un polype ayant son point d'implantation dans la cavité du col de l'utérus.

Ce polype, le plus gros de tous ceux qu'il m'a été donné d'observer, était porté par une femme d'une cinquantaine d'années; il avait le volume d'une bouteille à vin de Bordeaux, et offrait, dans son pédicule, une cavité capable d'admettre un œuf de jeune poule.

Pendant que nous l'enlevions (nous étions assisté par notre

confrère M. Gaignerot), nous eûmes un moment d'hésitation et de crainte ; nous craignîmes, comme Richerand l'avait fait avant nous, d'avoir traversé la paroi amincie du col sur laquelle le polype s'implantait ; mais ce ne fut que l'affaire d'un instant, le temps de la vérification : nous avions tout simplement rencontré un pédicule à cavité. Disons, pour terminer, que la membrane qui tapissait cette cavité n'était point muqueuse, mais plutôt séreuse ; elle était lisse, et offrait une coloration bleuâtre ayant quelque analogie avec celle de la membrane interne des grosses veines.

Procédé opératoire.

Si nous avions à traiter de la question des polypes de l'utérus dans son ensemble, nous insisterions davantage, cela se conçoit.

Mais comme nous sommes restreint par notre sujet, et que nous sentons la nécessité de nous limiter de plus en plus pour arriver à produire notre travail en temps opportun, nous ne dirons donc que peu relativement au procédé auquel nous donnons la préférence.

Nous repoussons, pour l'opération des polypes de l'utérus, puisqu'il est toujours possible d'arriver au point d'implantation de leur pédicule, la ligature et même la torsion ; c'est dire que nous adoptons exclusivement l'excision.

Pour la pratiquer, nous nous servons exclusivement de ciseaux, et de ciseaux ordinaires. Nous ne nous opposons cependant pas à ce que la forme de ce précieux instrument, dans l'espèce, soit modifiée au gré de l'opérateur. Pour nous, les ciseaux de trousse ordinaires, à lame droite, ont toute notre préférence et nous ont toujours suffi.

Par ce procédé, que nous avons exclusivement adopté, sans prétendre pour cela qu'il soit le nôtre, on ne blesse jamais le tissu utérin ailleurs qu'au point d'implantation du polype ; on ne s'expose pas aux hémorrhagies, accident bien rare du reste, et on enlève tout le tissu du pédicule ; on fait une sorte de plaie conique, dont le sommet est au point d'implantation, dans le tissu utérin lui-même. Par ce procédé très simple, aussi simple que possible, l'opération se fait facilement, vite et sans danger. Nous avons eu cinq fois à pratiquer l'opération dont il est ici question, et nous avons eu cinq succès (¹). Nous repoussons donc même l'écraseur Chassaignac, préconisé encore tout récemment par M. Verneuil au Congrès de Lyon.

CHAPITRE NEUVIÈME.

DE L'ENGORGEMENT DU COL DE L'UTÉRUS.

L'engorgement du col de l'utérus, pris isolément de toute autre lésion, est rare, très rare; peut-être même n'existe-t-il pas comme maladie ayant une certaine durée. Quand il existe, il se lie à l'engorgement du corps de l'organe et en est tout à fait dépendant. Il se complique toujours, du reste, de l'une ou de l'autre des lésions que nous avons décrites jusqu'ici. Nous n'ignorons pas, cependant, que M. Bennet dit avoir rencontré un cas d'engorgement du col de l'utérus presque monstrueux chez une jeune fille vierge; nous savons même qu'il l'a fait reproduire par le dessin. Mais nous pensons que c'est là un cas tout à fait exceptionnel et de peu d'importance pratique, comme tous les faits absolument exceptionnels.

Nous pourrions donc, à la rigueur, éliminer de notre cadre ce genre de lésion. Mais nous ne croyons pas devoir le faire, précisément parce que c'est contre lui que la cautérisation a surtout été dirigée.

Nous croyons que l'engorgement du col de l'utérus, bien qu'il se lie toujours à un pareil état du corps de cet organe et se complique à peu près toujours de l'un ou de l'autre des états morbides dont nous avons déjà parlé, quand il a acquis un certain degré de développement, a une importance réelle, à cause des changements qu'il amène dans la cavité cervicale, et surtout dans ses orifices. Il est rare, en effet, que ces orifices n'aient pas subi une déformation plus ou moins importante. Souvent, l'orifice utéro-cervical est rétréci et même momentanément oblitéré, par les produits de sécrétion unis à de la matière

---

(¹) Nous n'avons pas besoin de dire que nos cinq opérations ont porté sur cinq polypes ayant leur implantation au col. Nous pensons que toutes les fois, en dehors d'un renversement de l'utérus, chose rare, que l'on voit, ou même que l'on sent facilement, le point d'implantation, on a affaire à une implantation sur un des points du col.

épithéliale, ce qui fait que l'apparition des règles s'accompagne alors de douleurs, de coliques, principalement au début : il y a alors dysménorrhée plus ou moins intense.

Si nous admettons volontiers ces dérangements et toute leur importance, nous ne pouvons, avec Scanzoni, admettre la suppression totale des règles pendant des mois et même des années, comme conséquence de la métrite chronique ou engorgement utérin général, à plus forte raison partiel. Pour nous, dans l'immense majorité des cas, quand une femme mariée a vu ses règles *la quitter* plusieurs mois de suite, nous avons pu annoncer une grossesse, et nous ne nous sommes guère trompé. Il y a donc ici évidemment exagération de la part de Scanzoni. (Ouvrage cité, p. 141.)

Nous ne nous étendrons donc pas plus longuement sur l'engorgement du col utérin, que nous n'avons jamais une seule fois rencontré comme maladie parfaitement isolée.

Cependant l'une des parties les plus délicates, les plus difficiles même de notre tâche, nous reste à accomplir avant de fermer définitivement ce chapitre : nous voulons parler de la *cautérisation* appliquée contre cet état morbide. Tâchons de l'apprécier à sa juste valeur : pour cela, nous croyons être dans des conditions convenables. Nous n'avons rien derrière nous qui puisse nous forcer à la défendre si nous la croyons mauvaise; mais nous n'avons aucune raison non plus dans notre passé qui puisse nous empêcher de lui rendre justice.

Il est évident qu'ici nous ne voulons parler, et exclusivement parler, que de la cautérisation au fer rouge. En effet, nous devons laisser de côté les différents caustiques qui, presque tous, ont une application spéciale et restreinte : le nitrate d'argent, le nitrate acide de mercure, la teinture d'iode, dont l'action est superficielle, rendent des services, chacun en ce qui le concerne, quand leur application est faite à propos et qu'on ne lui demande que ce qu'elle peut donner.

La poudre de Vienne, préconisée par M. Gendrin, le caustique Filhos, si répandu aujourd'hui, ont une action plus puissante, mais leur application est délicate, difficile, et expose aux hémorrhagies consécutives. Enfin, pour ne rien oublier, mentionnons la cire à cacheter de Scanzoni, les crayons au charbon composé de M. Bonnefond, et le cautère électrique de M. Middeldorf.

Comme on le voit, ce ne sont pas les moyens qui manquent ici ; on n'a que l'embarras du choix. Est-ce un bon signe ? Nous ne le pensons pas.

Nous concevons donc que M. le professeur Jobert (de Lamballe) ait remis en honneur la cautérisation actuelle, et l'ait pour ainsi dire faite sienne.

Nous savons cependant que Celse est censé l'avoir employée pour guérir certains ulcères du col de l'utérus. Nous savons aussi que l'illustre Larrey, dans sa *Clinique chirurgicale,* a formulé à ce sujet d'excellents préceptes.

De la cautérisation actuelle ou au fer rouge.

Nous ne ferons pas à ce puissant moyen un reproche aussi grave que d'aucuns l'ont fait, Aran, entre autres, pour ce qu'il peut y avoir de pénible, de *répulsif,* d'effrayant même dans les préparatifs. Nous sommes *si familier* avec l'emploi du fer rouge dans d'autres circonstances, que nous sommes sans inquiétude à ce sujet. Le moyen est-il bon, indispensable ? Il faut l'employer et mettre de côté ce qu'il peut avoir d'inquiétant, d'effrayant pour les malades. Le médecin bien convaincu finit toujours par persuader et par être écouté et obéi. Donc, si la cautérisation au fer rouge est un bon moyen de guérison dans des maladies aussi longues que celles qui nous occupent ici, il faut en faire usage.

Voyons donc ce qu'il en est.

Je commence par dire que j'ai lu M. Jobert (de Lamballe) ; j'ai lu les leçons cliniques qu'il a consacrées (¹) à ce sujet de sa prédilection. Je suis resté convaincu que, dans ses habiles mains, ce moyen est bon, rend des services et n'a pas de grands inconvénients. En est-il ainsi entre les mains de tout le monde ? Il est permis d'en douter.

Quant à moi, qui n'ai pas beaucoup d'expérience personnelle à cet égard, si je m'en rapportais à ce que j'ai vu, fait par d'autres, je serais peu porté à croire à la bonté de ce moyen en des mains vulgaires ou malhabiles.

J'ai vu la femme d'un cordonnier de L..., entre autres, qui

(¹) Je n'ai pu retrouver les numéros de l'*Union médicale* où ces leçons ont été publiées ; je le regrette. Cependant, je le crois du moins, c'est dans les derniers mois de 1861, ou dans les premiers de 1862.

avait subi plusieurs cautérisations pour un mal qui semblait bien léger, quelques excoriations au col, et chez laquelle il était survenu une adhérence solide de ce dernier avec le vagin. Cette adhérence seule, indépendamment des douleurs accusées par la malade, avait une grande portée et constituait un fait grave, vu l'âge de la malade, moins de quarante ans, en s'opposant à ce que les rapports conjugaux pussent s'accomplir normalement : le col de l'utérus et l'utérus lui-même, par le fait de leur position acquise et presque fixe, se trouvaient *en butte,* et non sans inconvénient, à l'agression pénienne, tout à fait douloureuse. Les rapports sociaux de cette femme se sont donc trouvés changés par le fait, et par le fait seul, de la cautérisation au fer rouge. Indemnisons-en l'opération, je le veux bien, et rendons-en responsable l'opérateur; cela ne changera rien à la chose. Leur victime n'en aura pas moins perdu, et perdu pour toujours sans doute, l'un de ses principaux *attributs.* Il est facile de calculer de suite ce qu'il y a de fâcheux dans un pareil fait : l'énoncer, c'est le juger. Donc, pour nous, la connaissance de ce fait seul, et ce n'est pas l'unique que nous pourrions citer, suffit pour éloigner du traitement d'une maladie aussi légère que celle que semblait porter cette femme, un moyen par lui-même déjà violent, et qui peut être suivi dans son emploi d'un pareil résultat.

Mais M. Jobert (de Lamballe) n'a pas proposé la cautérisation au fer rouge pour des accidents aussi légers et qui guérissent par des moyens simples et totalement inoffensifs.

Il l'a surtout proposée pour des engorgements anciens, volumineux, du col de l'utérus, simples ou compliqués d'ulcérations. Dans ces cas, nous l'avouons, entre les mains de ce maître, la cautérisation semble être un moyen tout simple, parfaitement inoffensif, et donnant d'excellents résultats. En sera-t-il ainsi en d'autres mains? Nous ne le pensons pas. Indépendamment de ce que l'on éprouve d'assez grandes difficultés à le faire adopter, il exige un appareil instrumental assez compliqué, et qui ne peut être appliqué sans le secours de plusieurs aides. S'il n'est pas appliqué avec assez d'énergie, il rentre dans la catégorie des autres caustiques, perd de sa valeur et garde ses inconvénients. S'il est employé par des mains téméraires et peu habituées, il peut aller trop loin et donner naissance à une métrite grave, et même à une métro-péritonite mortelle. Aran dit en avoir vu quelques cas. Il dit aussi avoir vu la chloroformisation préalable suivie de mort.

Je crains donc que la cautérisation au fer rouge ne soit long-temps encore d'un difficile *accès* pour le commun des médecins, et ne constitue comme une sorte de monopole entre les mains de l'illustre chirurgien qui l'a remise en honneur dans ces derniers temps.

Quoi qu'il en soit, ce moyen devra toujours être manié avec prudence (malgré les spéculums mauvais conducteurs du calo-rique et celui avec *rigole* contenant de l'eau froide), et réservé pour les cas graves.

Si l'on admet avec nous, et on le doit, que les cas pour lesquels on l'emploie n'entraînent jamais la mort, qu'ils guérissent, à la longue et difficilement sans doute, mais qu'il guérissent par un traitement inoffensif, on sera de notre avis.

Nous avons fourni quelques faits, et nous pourrions en fournir un plus grand nombre, à l'appui de notre opinion. Mais nous croyons devoir nous en abstenir, afin de ne pas grossir outre mesure ce travail déjà bien volumineux.

Nous dirons seulement que la cautérisation au fer rouge, tout en étant un puissant moyen entre les mains de celui qui la pré-conise et de ceux qui lui ressemblent, doit être réservée pour les cas graves ayant résisté ou devant résister aux moyens ordi-naires; que l'employer pour les cas simples serait peu rationnel et en abuser; qu'il pourrait y avoir plus d'inconvénients que d'avantages à tenter de la vulgariser, puisqu'elle est d'un manuel sinon difficile, du moins délicat et compliqué.

CHAPITRE DIXIÈME.

DU CANCER DU COL DE L'UTÉRUS.

Plus nous approchons du terme de la carrière que nous nous sommes proposée, plus, par conséquent, il nous est permis d'en mesurer l'étendue et la profondeur, et plus nous reconnaissons notre incapacité. Aussi sentons-nous, de plus en plus, le besoin de faire appel à l'indulgence du lecteur, l'assurant que ce n'est point par vanité ni orgueil que nous sommes entré dans cette *lice,* mais par la conviction où nous sommes que, malgré notre insuffisance, nous pouvons rendre quelque service, en nous plaçant à un point de vue tout pratique et peut-être aussi quelque peu nouveau.

C'est surtout en ce qui concerne le cancer qu'il peut — peut-être — nous être permis d'élever une telle prétention.

Nous avons lu et relu les auteurs à notre disposition au sujet du cancer utérin. Et bien que, nous le reconnaissons, cette question ait fait dans ces derniers temps de véritables progrès, grâce à ces auteurs; bien qu'aujourd'hui l'atmosphère médicale, que l'on me permette cette expression, se soit singulièrement assainie, nous croyons devoir faire ici trève à nos habitudes, et envisager cette question uniquement et presque exclusivement à notre point de vue.

Disons, avant d'entamer l'histoire pratique du cancer du col utérin, quelques mots du cancer en général : ce sera peut-être simplifier et éclairer notre marche.

Le cancer est une maladie à part et sans nulle analogue; c'est une maladie essentiellement constitutionnelle; elle n'est jamais locale qu'en apparence; elle n'a donc en réalité, et au point de vue pratique, ni commencement, ni milieu, ni fin. Elle existe ou n'existe pas : une fois développée, elle ne peut offrir que des phases.

Quelle est sa nature? Question absolument insoluble que celle-là quant à aujourd'hui.

On ne peut, à cet égard, faire que des suppositions. A quoi bon alors? Qui sait?

Le cancer est un *parasite* de nature encore inconnue. Est-il végétal, animal ou autre? Contentons-nous de poser la question et d'y attirer l'attention.

C'est un parasite (*tissu* de nouvelle formation), puisque rien dans l'organisme ne peut lui être comparé. C'est un parasite, puisqu'il se développe à nos dépens, en s'assimilant notre propre substance, qu'il consume à la manière *d'un être vivant.*

Aucun de nos tissus ne se transforme en cancer, mais tous peuvent être envahis, consumés, dévorés par lui. Jamais, au grand jamais, un os, un muscle, un nerf, etc., ne deviennent cancéreux ou ne se transforment en cancer; seulement le parasite cancer prend *naissance* dans l'un ou l'autre de ces tissus, et en opère plus ou moins rapidement la destruction.

Que signifient donc ces différentes appellations : squirrhe, encéphaloïde, colloïde, épithélioma, fibroplastique, etc.? Ce sont différentes formes, différentes apparences d'une seule et même chose. Le parasite cancer est susceptible de différentes métamorphoses, comme les autres parasites, voilà tout.

Pourquoi n'aurait-il pas son œuf microscopique, — et encore le microscope qui le fera voir sûrement est-il encore à composer, — sa larve, sa chrysalide, avant d'être tout à fait lui-même, c'est à dire encéphaloïde ou véritable cancer? Pourquoi cela ne serait-il pas, et qui donc et quoi donc s'oppose à ce qu'il en soit ainsi?

Nous ne voyons pas quelle objection sérieuse il serait possible de nous faire ici, puisque les meilleurs esprits avancent qu'en fait de cancer, l'anatomie pathologique et l'histologie *nagent* en pleine obscurité et ne vivent que de grossières apparences.

On a fait un pas, il est vrai, pour sortir de cette triste et effrayante obscurité; mais ce pas est bien limité, c'est un pas de pygmée : nous voulons parler de la cellule.

Qu'est-ce que la cellule cancéreuse? Qui le sait? Sans doute personne, puisque sa forme est indécise, changeante et trompeuse à l'infini pour ceux qui prétendent le mieux la connaître. Et cependant cette cellule, malgré toutes les déceptions qu'elle inflige à ceux qui veulent la soumettre à l'arbitraire de leur angle visuel, a une valeur réelle en pathologie et en anatomie pathologique, en attendant qu'elle en ait une véritable en histologie.

La cellule donc est un acheminement vers la vérité; et la science, espérons-le, n'en restera pas là.

Sans avoir encore rien pu préciser, cette précieuse et très importante connaissance, depuis qu'elle a su se restreindre et ne pas afficher des allures trop conquérantes, n'a-t-elle pas jeté un certain jour sur l'histoire du cancer, en faisant voir, — et en disant pourquoi, — certaines formes repullulent plus que d'autres?

On le savait déjà, je ne l'ignore pas, et peut-être aussi bien, sinon mieux, par le diagnostic clinique, mais on ignorait pourquoi on le savait : on était simplement empirique; on est actuellement plus savant.

Les différentes formes du cancer, et non ses différentes espèces, sont aujourd'hui le seul fil conducteur dans le *labyrinthe* des tumeurs de mauvaise nature.

Celles qui guérissent ne sont pas des cancers!

Nous ne voulons cependant pas être plus royaliste que le roi, et nuire à notre opinion en l'exagérant outre mesure.

Nous avons, pour nous retenir sur cette pente glissante, l'histoire assez triste de tous ces novateurs qui, pour n'avoir pas voulu faire place à l'erreur possible, et être vrais quand même, ont vu leur œuvre, renfermant sans doute un germe de vie et de vérité, mourir bientôt et n'être plus considérée que comme une erreur.

Tâchons donc d'éviter cet écueil, et disons que, sans être local (puisque rien ne nous le dit ni ne peut nous le dire *à priori*), le cancer peut le devenir, par le fait seul du terrain sur lequel il sera né. Par quelle fatalité (que je n'admets pas) *ce monstre terrible* ferait-il exception dans la nature?

Ne sait-on pas, en effet, que, quelle que soit la vitalité des espèces, pour se développer et vivre, il leur faut un terrain convenable, une nourriture et une atmosphère spéciales? Lorsque ces conditions ne sont pas remplies, les plus énergiques languissent, s'étiolent et meurent souvent sans se reproduire.

Les cas de guérison spontanée (quoique excessivement rares) en sont la preuve : le parasite est mort sur place et sans avoir pu se reproduire.

J'admets donc la possibilité de la guérison du cancer dans des limites tout à fait restreintes : quand il est à l'état d'être isolé, ayant pris pied sur un terrain qui n'est pas le sien, où il ne peut se développer et acquérir tous ses caractères d'être complet, et susceptible de vivre et de se reproduire.

Les cas chroniques, où le mal fait peu de progrès ou des progrès très lents, et où son existence semble compatible avec celle du support, en sont encore une preuve.

Mais, hélas! qu'il en est rarement ainsi!

Les espèces les plus nuisibles, parmi les plus petites, dans la série des êtres vivants, sont les plus vivaces et les plus fécondes. Plus elles sont petites, et plus le fait est incontestable. (Voir les travaux de Virchow sur la trichine musculaire.)

S'il en est ainsi (et c'est peu contestable), qui ne voit de suite que le parasite cancer est rarement isolé?

S'il se développe de préférence sur certains points et à certains âges, il ne fait en cela que suivre une loi naturelle et commune à tous ses analogues.

Le cancer vrai n'admet donc pas de causes prochaines, immédiates et externes, en dehors d'un germe préexistant. Il peut rester indéfiniment à l'état latent, et ne jamais arriver à une vie propre; il peut *passer* dans le sang, puisqu'il suit la loi de l'hérédité, soit qu'il passe réellement du créateur au produit créé, soit que celui-ci ne fasse que contracter l'aptitude à le recevoir et à le laisser se développer.

Le cancer vrai, ou ayant acquis tout son développement, est donc une maladie essentiellement incurable. La cachexie cancéreuse, comme on l'entend habituellement, est donc une chimère : c'est bien un empoisonnement, mais c'est un empoisonnement parasitique.

Que veut-on donc que le bistouri y fasse?

La médecine seule peut lui être efficacement opposée; et, en attendant qu'elle trouve le *quinquina* du cancer ou *son parasiticide,* elle n'est pas complètement désarmée : elle a l'hygiène.

Que sont devenues toutes les horribles maladies : peste, lèpre, épidémies syphilitiques, etc., et la série des *pédiculaires,* dont les histoires nous sont restées? Elles ont disparu ou sont confinées dans quelque coin retiré où elles trouvent encore leur raison d'être dans la misère et l'incurie !

Occupons-nous maintenant du cancer du col de la matrice.

Ce terrible mal frappe de préférence cette portion de l'organe utérin. Il semblerait qu'à ce sujet, une sorte de compensation s'établit entre les deux portions de l'organe gestateur. Si le corps est le plus souvent pris de maladies inflammatoires et de celles qui en dérivent, le col, par contre, subit plus souvent *la dégénérescence.*

Et quand le col est envahi par le cancer, quelle est la forme qui y prédomine? C'est toujours la forme la plus grave, la forme encéphaloïde. C'est donc toujours le cancer vrai, *adulte,* si je puis ainsi m'exprimer, qui apparaît sur le col de l'utérus. Le squirrhe, ou la forme rudimentaire, bénigne, ébauchée, le cancer à *l'état d'enfance,* si on veut me le permettre, ne s'y rencontre que rarement, si même il existe.

Quant à y nier sa présence, ce serait peut-être aller trop loin;

mais, ce qu'il y a de certain, c'est que rien n'est plus difficile que de l'y constater. Quant à moi, j'affirme ne l'y avoir jamais vu ; et cependant Dieu sait combien j'ai eu de cancers du col à observer.

Voyons si les auteurs sont de notre avis : un *concensus* général serait ici d'une grande importance pratique, puisque de lui naîtrait, indépendamment de toute autre raison, une indication, ou plutôt une contre-indication, vers la démonstration de laquelle nous tendons avec une conviction profonde et *inéluctable*.

Scanzoni dit : « D'entre toutes les parties de l'utérus, c'est » presque exclusivement la portion vaginale qui est le point de » départ de la maladie, etc. » Et plus loin il ajoute : « Quant aux » variétés de carcinome utérin mentionnées plus haut, l'encé- » phaloïde (carcinome médullaire) est sûrement la plus fré- » quente. » (Ouvrage cité, p. 242, 243.)

D'après M. Nonat, « le cancer affecte le plus souvent le col » utérin ; rarement il débute par le corps de l'organe, etc. » Puis : « Des quatre variétés de cancer admises aujourd'hui par la ma- » jorité des anatomo-pathologistes, à savoir : le squirrhe, l'encé- » phaloïde, le colloïde, et le cancroïde ou cancer épithélial, peu- » vent se montrer sur l'utérus. Le cancer épithélial et l'encépha- » loïde s'y manifestent de préférence. » (Pag. 518.)

Selon nous, nous l'avons déjà dit, l'épithélial, en ce sens, mais en ce sens seulement, qu'il débute ordinairement par la peau ou par une muqueuse, n'est pas un véritable cancer, mais un cancroïde.

Nous lisons dans Aran, à la page 927 : « Dans l'utérus, le can- » cer a son siége de prédilection : c'est la portion vaginale du » col, etc. »

Cet auteur ne distingue pas d'une manière absolue entre les différentes formes du cancer quant à son siége ; mais il n'en résulte pas moins de la lecture attentive de son travail que, pour lui comme pour nous et le plus grand nombre, à part la forme épithéliale qui est superficielle et se borne ordinairement à la muqueuse, la forme grave ou encéphaloïde est la plus fréquente.

Pour Becquerel, le siége primitif du cancer de l'utérus est toujours le col. Mais, selon lui, le squirrhe y serait plus fréquent ;

seulement il avoue que le squirrhe est ici différent de lui-même ; l'élément fibreux y est moins abondant qu'ailleurs, et semble se fusionner avec l'encéphaloïde. (Ouvrage cité, p. 158 et 159, t. II.)

Puis il avoue se ranger à l'opinion de M. Bennet, qui dit que l'on n'a jamais vu le cancer à sa première période. Cela nous suffit.

Nous pourrions allonger singulièrement cette liste, mais ce serait inutile. Disons seulement qu'avant MM. Andral et Cruveilhier, on confondait souvent le cancer, à la matrice surtout, avec une foule d'autres états pathologiques, et principalement avec les différents engorgements de cet organe.

De tout ce qui précède, il résulte, avec une grande évidence, que le cancer du col est le plus fréquent, et que ce cancer est le plus souvent l'encéphaloïde. Comme aujourd'hui, la majorité des auteurs est d'accord pour reconnaître *l'incurabilité* du cancer, principalement de sa forme grave ou encéphaloïde ; il y a donc unanimité pour repousser toute tentative chirurgicale du traitement du cancer du col.

De cette unanimité, il résulte encore que cette thérapeutique a été appliquée *souvent* contre d'autres états pathologiques que le cancer ; que, par conséquent, elle a été appliquée d'une manière abusive, puisqu'elle a été dirigée contre des états morbides susceptibles de guérir sans elle ; et que, d'un autre côté, en l'appliquant au cancer, on en a encore abusé, en ce sens qu'elle n'a aucune valeur dans l'espèce ; que même elle est ici le plus souvent nuisible, en accélérant la marche d'un mal que rien ne peut guérir.

Nous pourrions certes, au point où nous sommes parvenu de notre travail, considérer notre tâche comme achevée, et terminer ici en disant quelques mots sur l'utilité et les inconvénients de l'application du spéculum.

Nous pourrions, en effet, considérer comme suffisant ce que nous avons dit de la cautérisation et de l'amputation du col de l'utérus.

Mais, comme de nos affirmations l'une n'est que relative et limitée, et l'autre simplement négative, ce qui, à notre avis, est loin, dans une question de l'importance de celle-ci, d'être suffisant, nous pensons devoir continuer et arriver à une démonstration péremptoire. Nous voulons formuler des conclusions rigoureuses et catégoriques.

Nous sommes porté, nous l'avouons, à passer outre et aller en avant, dans la pensée où nous sommes que, jusqu'ici, nous n'avons guère pu être nous-même, retenu que nous étions par les nécessités du cadre et de la citation exacte. Maintenant, débarrassé pour ainsi dire de toute entrave, il va nous être permis de donner l'essor à notre propre énergie et de déployer le peu de valeur que nous possédons.

Pour nous, les maladies du col de l'utérus, nous l'avons souvent laissé pressentir, sont le plus ordinairement sous la dépendance de celle du corps de cet organe. Nous croyons donc être dans l'absolue vérité en disant qu'on en a singulièrement exagéré la fréquence et la gravité.

De tous les nombreux faits que nous avons étudiés jusqu'à présent, un bien petit nombre ont une existence isolée, si tant est qu'un seul puisse la revendiquer.

Nous voulons, nous pouvons et le devons, laisser en dehors de nos appréciations toute la matière de nos deux premiers chapitres. Là, les indications sont claires et précises; il s'agit, du reste, bien plus d'infirmités que de maladies.

Mettons encore à l'écart les lésions de nutrition : sur l'une, le col conique, nous n'avons plus rien à dire; une autre, l'atrophie, est hors de cause; et l'hypertrophie simple, sur laquelle nous aurons à revenir à la fin de cet article, nous servira à baser l'une de nos plus graves assertions.

Il nous reste donc à grouper ici les granulations, les ulcérations, le catharre et l'engorgement.

Il est évident encore que les polypes font exception, et que, vis à vis d'eux, nous nous croyons quitte.

Le cancer ne devra donc plus nous occuper que pour l'opposer aux cas *restreints* qui réclament, et d'urgence, l'amputation du col de l'utérus.

Notre cadre ainsi refait, expliquons-nous.

Eh bien! disons-le sans crainte, chez nous c'est une conviction profonde et depuis longtemps établie : depuis Lisfranc, l'étude des maladies de l'utérus a fait peu de progrès et a été détournée de la voie pratique dans laquelle ce grand chirurgien l'avait engagée. Cela tient sans doute à ce qu'il avait laissé peu à faire, et au besoin qu'éprouve l'esprit humain, en dehors des vérités absolues — et encore ! — de tout remettre en question, dût-il tout confondre et plus détruire que réédifier.

Cela pourrait bien encore être aussi la faute de Lisfranc; son péché capital a été l'orgueil, et ce vice le conduit à l'absolu dans des questions toutes relatives et changeantes; il a établi des formules presque algébriques appliquées aux choses les moins mathématiques, les maladies d'un être mobile et changeant à l'infini, et appliquées à celles de ces maladies qui dépendent le plus du milieu ambiant, et quel milieu ! les mœurs et la mode.

Voilà la cause; voyons maintenant le mal et son remède, s'il en comporte.

A part le groupe sur lequel nous prétendons exercer notre peu de sagacité, Lisfranc avait admis une chose considérable, l'engorgement utérin, mot précieux puisqu'il se comprend, et offre assez d'élasticité pour ne pas être gênant.

Qu'a-t-on mis à la place de ce grand corps que l'on a cherché à détruire sans y parvenir? Rien ou presque rien; pire que rien, des erreurs !

Je laisse de côté, et à dessein, le phlegmon péri-utérin, l'hématocèle péri-utérine, la pelvi-péritonite, etc. Ces mots représentent heureusement des choses en dehors de mon cadre et sur lesquelles je puis me dispenser de m'appesantir.

L'engorgement de Lisfranc a fait place à la *métrite parenchymateuse*. Le beau chef-d'œuvre ! On a mis à la place d'une chose à peu près toujours chronique, une autre le plus souvent aiguë.

Pour moi, je l'affirme, la métrite aiguë, quels que soient sa cause et le moment où elle apparaît, n'a aucun rapport avec l'engorgement de Lisfranc; il suffit de lire la description de ce maître pour s'en convaincre.

La métrite aiguë, que j'ai eu à traiter un grand nombre de fois, même en dehors de la parturition (et que j'ai guérie), est une maladie terrible, effrayante, d'une gravité telle que si on ne lui oppose pas un traitement énergique, elle accomplit son œuvre et fait une victime.

Mais elle est chronique ! Et pourquoi n'est-ce plus l'engorgement? J'avoue ne pas comprendre l'importance et la valeur de cette innovation (¹).

Mais ce n'est pas tout...; en ce qui concerne le col, Lisfranc avait tout vu, tout dit, tout fait, trop fait; il n'avait laissé, on peut le dire, que des retranchements à opérer, que des simplifications à accomplir. Qu'a-t-on fait de son œuvre? On l'a copiée, en s'appliquant à la dénaturer; on a multiplié les espèces à l'infini, au lieu de les restreindre. Et qu'on ne dise pas que j'exagère à plaisir, que je me plais à créer des fantômes pour avoir la satisfaction de les détruire.

J'ai lu, ou à peu près, tout ce qui s'est fait depuis Lisfranc; j'affirme en avoir tiré peu de profit. Voilà mon principal argument.

Voilà pour l'histoire naturelle, je n'ose dire la pathologie; voyons maintenant pour la thérapeutique.

Je l'ai déjà dit : « J'aime Platon, mais j'aime encore plus la vérité. »

Le traitement de Lisfranc, lorsqu'il s'applique à l'engorgement utérin grave, est parfait de tout point, et seul encore aujourd'hui il donne de beaux et durables résultats. Mais il a le tort d'être trop absolu et trop exclusif et de ne pas assez catégoriser.

Qu'a-t-on mis à sa place? Rien; pis encore, des choses déplorables : des sangsues au col chez des femmes que l'on dit anémiques, des cataplasmes dans le vagin, des vésicatoires sur le col, des lavements à l'aloës et des bains de siége! Quoi encore? Rien, ou à peu près.

Si maintenant nous disons et prouvons en peu de mots que granulations, catarrhe, ulcérations, guérissent par le traitement de Lisfranc, appliqué à l'engorgement, nous aurons presque terminé ce point important de notre tâche; il nous sera facile alors, *ipso facto,* de prouver que l'on a abusé et que l'on abuse des caustiques.

Toujours, ou à bien peu d'exceptions près, et les hommes

(¹) C'est sans doute la faute à l'anatomie pathologique. C'est qu'en effet, les femmes meurent rarement de la *métrite-chronique* ou engorgement utérin ; et quand cela arrive, ce n'est qu'à la longue, et alors que des changements nombreux et difficiles à préciser et à faire remonter à leur source, sont survenus.

Mais ce que l'anatomie pathologique ne peut faire d'une manière satisfaisante et fructueuse pour la pathologie et la thérapeutique, la clinique doit et peut le faire. Ce ne sera pas, du reste, la première fois.

exercés et compétents seront de notre avis, l'engorgement du corps de l'utérus domine la scène; toujours, ou à peu près, quand il y a souffrance à l'utérus, le corps de cet organe est gros.

D'aucuns prétendent que rien n'est plus difficile que ce diagnostic; ils ne savent *toucher*, ou ils ne tiendraient pas ce langage.

Le corps de l'utérus, à l'état sain, tout le monde le sait, est un conoïde aplati, un pyriforme, que l'on me passe le mot, d'un fort petit volume. Quand donc vous toucherez une femme et que vous rencontrerez un globe, un corps rond, dur, peu mobile, qui dépasse le poing en volume, direz-vous encore que cet organe est sain ou qu'il peut l'être? Alors, je ne discute plus et je dis : un testicule gros comme un œuf, arrondi, bosselé et dur, est sain. Qu'a-t-on à me dire?

Je ne veux pas continuer, j'aurais trop beau jeu.

Ce que je veux dire, c'est que toujours par le traitement de Lisfranc, dépouillé de sa rigueur et modifié selon les circonstances, je suis parvenu à guérir mes malades, même les plus gravement atteintes.

Mais, m'a-t-on objecté, vous n'avez agi que sur des campagnardes, grosses gaillardes, robustes et sanguines, et capables de résister à tout, même à vos saignées.

Mais qu'on y prenne garde! mes gaillardes pourraient répondre : Hélas! pour qui nous prenez-vous?

Notre nature est bonne, c'est vrai; nous vivons à la campagne, sans doute; mais nous sommes mal nourries, mal vêtues, mal logées, et surmenées, exténuées par le travail et les privations!

Tandis que vos belles dames sont en ville, oui! mais elles ne manquent de rien.

A cela que peut-on répondre?

Mais citons quelques faits; ils seront plus éloquents que tous les raisonnements :

Mme la baronne de Saint-M..., âgée de 40 ans, à la suite d'un accouchement laborieux, *tardif*, et précédé d'une grossesse pénible, voit sa santé s'altérer. C'est surtout son moral qui subit les plus rudes coups ; l'ébranlement nerveux est à son comble. Elle va à Paris, après avoir épuisé les ressources de la médecine locale : cette dame habite le Lot-et-Garonne.

A Paris, Mme la baronne s'adresse aux sommités de la science : citer

MM. P. Dubois, Cruveilhier et Rostan, c'est tout dire. Mais, hélas ! nous osons à peine le redire, elle en retire peu de secours. Pour l'un, la maladie est essentiellement nerveuse, il y a peu de chose à faire ; pour l'autre, le gros intestin est seul responsable, il est envahi par une tumeur, le danger est grave et imminent ; pour l'autre, c'est un rhumatisme qui tourmente cette malade.

Enfin, un an après son accouchement, cette dame me consulte. Elle est dans l'état suivant : teint pâle et mat, tissu cellulaire abondant et flasque, appétit dépravé et peu réparateur : elle consomme beaucoup sans profit. Le moral est déplorable ; l'égoïsme est poussé à l'excès : Je vais mourir, répète incessamment cette dame, dont toutes les fonctions s'accomplissent régulièrement, à l'exception des règles, qui avancent ou retardent. Il me serait impossible de redire ici toutes les étrangetés dites et commises par cette malade ; on n'y croirait pas.

Au toucher, je constate que le corps de l'utérus a plus que triplé de volume ; il est dur, lourd et plus ou moins globuleux.

Sous l'influence du traitement de Lisfranc, modifié selon les exigences du cas, et souvent interrompu ; après une année, et après des alternatives fréquentes de mieux et de mal, la santé s'est améliorée et a fini par se rétablir complètement.

J'ai pratiqué plusieurs saignées qui, toujours, ont été suivies d'amélioration ; j'ai prescrit l'ergot de seigle uni à la ciguë, les grands bains, les grands lavements ; le laudanum en petits lavements et sur des cataplasmes appliqués le soir à l'hypogastre. J'ai modifié et amélioré aussi profondément que je l'ai pu l'hygiène de cette dame, qui, il faut le dire, était mauvaise. Enfin, j'ai eu un beau et véritable succès.

Qui l'aurait vue alors et la verrait aujourd'hui n'en croirait pas ses yeux : elle a le teint animé, la voie gaie et vive ; elle cause avec agrément et esprit ; elle est vive, alerte, va et vient sans cesse presque sans fatigue ; s'occupe avec plaisir, avec besoin même de ses enfants, de son ménage ; enfin la métamorphose est complète.

Les règles ont cessé depuis quelque temps, et la santé n'en a point été ébranlée (¹).

Je dois dire, pour en finir avec ce fait curieux à plus d'un titre, que les saignées n'ont jamais été adoptées qu'avec répugnance, plutôt subies qu'adoptées. Mme de Saint-M..., à chaque fois que je la saignais, ne cessait de répéter : Celle-ci sera la dernière ; vous me tuerez et vous vous en repentirez ; je serai morte avant que vous ayez fini, au moins ne passerai-je pas la journée.

Non seulement elle n'est pas morte, mais elle se porte à merveille. Sa reconnaissance est aussi vive, aussi efficace, que ses appréhensions, ses répugnances étaient fortes : cela suffit et console.

Mme M..., femme d'un boucher de L..., après avoir suivi différents traitements où le fer dominait, et après avoir pris, à Bordeaux, une con-

(¹) Le traitement avait commencé au mois de juin 1861.

sultation dont elle est effrayée (on y parlait d'opération) ([1]), vint me consulter.

Cette femme est pâle, bouffie, anémique; elle offre des palpitations très marquées, mais point de bruit de souffle au cœur ni aux carotides; son appétit est presque nul. Ses règles durent quinze jours par mois et fournissent une quantité de sang considérable; elle rend des caillots volumineux. Je la touche, et constate par le vagin, comme par la palpation abdominale, que l'utérus a acquis le volume qu'il offre chez une femme enceinte au quatrième mois et demi; le fond de l'organe dépasse le pubis de plus de trois travers de doigt. La matrice est presque ronde, globuleuse, et donne à la palpation la sensation d'un corps dur et élastique.

Sous l'influence d'une saignée au bras, des grands bains, etc., et du repos, les règles ne tardèrent pas à se régulariser, ne durèrent bientôt plus qu'une semaine, et ne fournirent guère plus de sang que dans l'état normal; les caillots disparurent complètement : il en fut de même des palpations, qui, cependant, ne cessèrent qu'à la longue et encore incomplètement; la moindre émotion et un exercice violent les faisaient renaître à coup sûr, mais momentanément.

Dans l'espace de moins d'un an, douze saignées ayant été faites, la santé de cette femme s'était raffermie au point qu'elle put, sans grands inconvénients, s'occuper de son ménage; elle put aussi servir ses pratiques à sa boutique, et, par conséquent, porter, au bout du long bâton ferré que l'on connaît, des poids assez lourds. Ses règles sont normales, mais son utérus reste lourd. Je suis loin de prétendre que cette femme est guérie, mais j'affirme que, sous l'influence de ce traitement, dont la saignée a été l'agent actif, elle a vu sa position s'améliorer, ce qui n'avait pu être obtenu sous l'influence des toniques et des ferrugineux.

N'est-il pas permis de dire que, si le traitement avait été suffisamment continué et secondé par une meilleure hygiène, la guérison eût été obtenue au moins pour longtemps !

Citons un troisième fait :

Mme veuve D..., demeurant à L..., marchande à la place deux fois par semaine, et le reste du temps exerçant la profession de couturière, est souffrante depuis fort longtemps, et éprouve des pertes de sang à peu près continuelles et datant de plusieurs années. Son médecin habituel ne lui ayant procuré presque aucun soulagement, et enfin sérieusement inquiète sur son état qui va toujours s'aggravant, elle vint me consulter le 27 septembre 1861. Je constatai, par le toucher, que chez cette femme,

([1]) La consultation donnée à cette femme, et dont j'ai là, sous mes yeux, la copie, disait en substance : Corps fibreux de l'utérus, eau froide en topique; contre les hémorrhagies, tamponnement du vagin; et enfin aller à la recherche du corps fibreux, et en opérer l'extraction.

qui a un teint très mauvais, jaune terreux, et qui est singulièrement
amaigrie, le corps de l'utérus est énorme : il remplit tout le petit bassin
et dépasse le pubis de plus de deux doigts ; le col semble peu compromis, quoique un peu gros et ramolli ; mais le corps est irrégulier et bosselé ; il renferme un grand nombre de tumeurs arrondies (corps fibreux),
de volume variable : on en trouve depuis le volume d'une orange jusqu'à
celui d'un marron. Le rectum et la vessie sont singulièrement compromis, principalement cette dernière, qui ne peut conserver qu'une très
petite quantité d'urine à la fois. Il m'est impossible de faire pénétrer
mon doigt indicateur entre le corps de l'utérus et l'enceinte osseuse du
bassin, dans laquelle il est comme enclavé et tout à fait emprisonné.
Cette femme éprouve, dans l'intervalle des époques, intervalle qui ne
dure pas au-delà d'une semaine, une perte abondante et roussâtre, d'une
fétidité extrême, mais qui n'est point celle du cancer, encore moins celle
de la gangrène : la vulve en est toute souillée. Cette femme, qui n'est
âgée que de 35 ans, n'a jamais eu d'enfants.

Sous l'influence de dix saignées, pratiquées dans l'espace de moins
d'un an, et des autres moyens que nous employons habituellement, les
choses se sont améliorées au point qu'en août 1862, Mme D... jouit d'une
santé parfaite. Le corps de l'utérus n'a plus que le volume d'une tête de
fœtus à terme ; le doigt peut le circonscrire dans toute sa circonférence,
et je peux l'introduire facilement entre lui et l'enceinte osseuse du bassin.

Ce fait, que nous abrégeons le plus possible, et dont nous négligeons
une foule de détails non indispensables, est déjà, et tel quel, fort intéressant ; mais il le paraîtra bien plus quand nous aurons dit que, pendant le traitement, et tout à fait par la faute de la malade, la marche
vers la guérison a été entravée, à deux reprises, par des accidents de la
plus haute gravité : une métro-pelvi-péritonite et une pneumonie intenses.

Ces faits, que je pourrais multiplier, n'ont pas trait, comme
on le voit à des paysannes fortes et robustes. L'un a été fourni
par une grande dame, hypocondriaque, et gâtée par l'éducation
et la fortune, chez laquelle le système lymphatique domine et a
toujours dominé ; il y a une légère *cyphose latérale* datant de
l'enfance.

Les deux autres, qui s'accompagnent de lésions organiques
énormes et anciennes, principalement le second, et d'une altération manifeste du sang pour le premier, sont fournis par deux
femmes habitant la ville, mal logées toutes les deux, et soumises
aux causes dépressives inhérentes à leur position.

Cependant, sous l'influence d'un traitement en apparence si
irrationnel (il n'en a évidemment que l'apparence, et encore
l'a-t-il ?), l'une de ces trois malades a guéri, et guéri radicalement,
et les deux autres ont éprouvé une telle amélioration, que ce ne

serait pas être téméraire, au moins le pensons-nous, que de dire qu'elles auraient pu guérir (¹).

Si maintenant j'ajoute — et je le dois — que chez ces malades le spéculum n'a jamais été appliqué; que, s'il l'eût été, on aurait certainement rencontré, à des degrés divers, granulations, catarrhe, ulcérations et engorgement du col! avis au lecteur !

Je ne sais trop ce que l'on peut maintenant m'objecter.

J'ose espérer que l'on me rendra la justice qui m'est due, et que l'on admettra avec moi qu'en fait de maladies utérines, le progrès, depuis quelques années, a été plus apparent que réel.

Avant de formuler notre première conclusion, disons cependant qu'après s'être occupé de l'état principal du mal, ou même concurremment, si l'état local ou du col ne suit pas une marche assez rapide vers la guérison, il est permis, il faut même intervenir directement, et employer, à titre d'adjuvant, les moyens dont il a été déjà parlé.

Le nitrate d'argent, que l'on calomnie beaucoup et que tout le monde emploie, rend de véritables services dans les affections légères : il agit plus en préservant qu'en modifiant. Pour les ulcères profonds et de mauvais aspect (ils sont rares), le caustique de Filhos peut rendre des services. La cautérisation au fer rouge, elle-même trouve son emploi contre les engorgements volumineux et rebelles, mais ils sont également rares. La teinture d'iode est aussi une bonne chose, mais c'est surtout contre la vaginite.

Sans donc repousser systématiquement les caustiques et les cautérisations, nous pensons qu'on en a abusé et qu'on en abuse.

Telle est notre conclusion.

De l'amputation du col de l'utérus ; des cas qui la réclament et de ceux où elle est contre-indiquée.

De tout ce que nous avons dit du cancer du col, et nous n'y reviendrons plus, il résulte de la manière la plus évidente,

(¹) Il est, à notre connaissance, que maintes femmes ayant eu plusieurs corps fibreux de l'utérus, sous l'influence du traitement que nous préconisons, ont guéri au point de voir ces corps devenir tout à fait inoffensifs et comme privés de vie.

puisque l'encéphaloïde y est le plus fréquent et qu'il est impossible d'établir, à propos du squirrhe et de l'épithélioma, un diagnostic différentiel suffisant et sûr, puisque, de l'avis des meilleurs auteurs, et de M. Bennet en particulier, on ne voit jamais la première période du cancer, que l'amputation du col de l'utérus ne doit jamais être pratiquée pour une maladie pouvant porter le nom de cancer.

La science, l'art et l'humanité y sont également intéressés.

La science, quand elle est ainsi servie, ne fait jamais que tourner dans un cercle vicieux. Il est évident que dans cent ans, en continuant de semblables errements, elle ne serait pas plus avancée, peut-être moins, que du temps d'Ambroise Paré, qui lui avait donné une si grande impulsion, qu'il a mérité, à juste titre, d'être appelé le père de la chirurgie française.

L'art ne peut également que rester stationnaire et se compromettre, quand il est mis au service d'une science toujours à refaire, et qui ne sait que recommencer toujours les mêmes fautes, en donnant des enseignements erronés, et tantôt pour, et tantôt contre.

L'humanité, enfin, y perd plus qu'elle n'y gagne, puisqu'après tout, c'est elle qui fournit la matière sur laquelle la science et l'art ont à s'exercer. Donc, si ces deux éléments sont en défaut, et ils le sont ici, elle ne peut qu'avoir à se repentir de s'être livrée à de semblables ministres. C'est ce qui lui est arrrivé toutes les fois que l'on a pratiqué sur une femme l'amputation du col de l'utérus pour un cancer.

Mais si nous repoussons l'amputation du col appliquée au cancer, nous la repoussons aussi pour tout ce qui ne serait pas lui, en dehors de l'allongement hypertrophique, que l'on appelle aussi hypertrophie simple. Nous préférons la première de ces appellations comme la plus exacte et la moins équivoque.

Est-il donc vrai qu'en dehors du cancer et de l'allongement hypertrophique, on ait pratiqué l'amputation du col utérin? Hélas! quoiqu'il puisse nous en coûter pour un pareil aveu, nous sommes obligé, après ample et long informé, de dire : Oui, on a pratiqué cette opération en dehors du cancer et de l'allongement hypertrophique.

Nous n'avons pas à examiner et à qualifier ici, heureusement pour nous, la conduite de ceux qui ont osé opérer l'enlèvement complet de l'utérus : l'opinion depuis longtemps est faite à cet égard. Laissons donc à Récamier et à Langenbeck la responsabilité du succès qu'on leur attribue.

La lecture attentive des auteurs qui ont écrit dans ces derniers temps, et de Lisfranc en particulier, suffirait pour mettre hors de doute cette assertion. Mais nous-même avons eu occasion de voir quelques femmes qui avaient été victimes de ce méfait chirurgical.

Nous avons eu à soigner, dans sa dernière maladie, la femme d'un carrossier de L... qui avait subi l'amputation du col de l'utérus. Il résulte de nos renseignements (ils ont été longs et minutieux) que la maladie pour laquelle on l'avait opérée n'avait donné lieu à aucune hémorrhagie, n'avait fourni aucune odeur fétide, et que la portion enlevée ne portait aucune ulcération : c'était, dit la mère de la malade, vieille femme intelligente, un morceau de chair rosée, et ressemblant au gland de la verge de l'homme!!!

Tirons un voile long et épais, et passons.

Mais si nous avons à déplorer des écarts semblables à ceux que nous venons de signaler, et que nous ne saurions trop énergiquement stigmatiser, soyons fiers, et osons le proclamer, des applications sages et intelligentes qui ont été faites, dans ces derniers temps, de cette opération, par rapport à l'allongement hypertrophique du col de l'utérus.

Honneur à M. Huguier, le savant et très honorable chirurgien qui, naguère, a consacré cette pratique et l'a érigée en précepte!

Nous aurions voulu rendre plus ample et plus complète justice à M. Huguier, mais nous n'avons pu nous procurer en temps utile son important travail.

Cependant nous nous en consolons, nous rapportant à la discussion qui eut lieu à l'Académie de Médecine, où ce savant et habile chirurgien soutint, seul de son opinion, une lutte si énergique et si brillante; lutté, empressons-nous de le dire, qui tourna à son avantage, au moins en ce qui concerne l'allongement hypertrophique de la portion sous-vaginale du col, portion si bien nommée par M. E. Forget « portion chirurgicale (¹). »

(¹) Après avoir relu toute cette longue et importante discussion, nous n'avons

Qu'il nous soit permis de nous enorgueillir, dans une juste mesure, bien entendu, du faible appoint que nous offrîmes alors à l'éminent académicien, et de le remercier, puisqu'ici nous en trouvons convenable occasion, de ce qu'alors il voulut citer notre nom et le faire figurer en si belle et bonne compagnie.

Quant à l'application de l'opération qui nous occupe à la portion sus-vaginale du col utérin, nous en déclarons, quant à aujourd'hui, l'appréciation au-dessus de notre compétence. Nous demandons à la laisser à l'écart, ne voulant ni la blâmer, ni l'approuver, sachant toute la valeur d'une assertion de M. Huguier, si hardie et prématurée puisse-t-elle paraître.

Mais si nous nous croyons obligé à cette prudente réserve vis à vis de l'amputation de la portion sus-vaginale du col, appliquée à l'allongement hypertrophique de la portion sous-vaginale, nous nous sentons parfaitement à l'aise et libre en nos allures, et prêt à supporter tout le poids de notre opinion.

Orgueil humain, tu seras donc toujours le même !

Mais nous ne voulons engager la responsabilité de personne, même celle de M. Huguier ; nous nous contenterons de nous appuyer sur lui, sûr de posséder un solide appui.

Disons quelques mots de l'amputation du col de l'utérus pratiquée contre l'engorgement hypertrophique.

Nous avons déjà parlé plus haut des trois cas d'allongement hypertrophique qui nous sont propres et qui ne sont pas sans intérêt. Dans ces trois cas, la maladie avait acquis des développements si considérables et tels qu'il était impossible d'hésiter quant au diagnostic, quel que fût, du reste, le nom que l'on imposât à l'affection.

Il était difficile aussi, nous le pensons, en présence d'un tel état de choses et de l'inutilité des tentatives de guérison par les moyens médicaux ou internes, de ne pas adopter notre thérapeutique et de repousser l'amputation.

Le résultat s'est chargé de justifier nos efforts.

Nous avions, *et d'instinct,* pratiqué notre première opération avant d'avoir connaissance des travaux de M. Huguier. Depuis,

plus aucun regret de ne pas posséder le mémoire de M. Huguier ; il nous aurait sans doute beaucoup appris, mais probablement rien de plus qu'elle, relatif à notre sujet. (Voir *Union médicale de Paris,* nouvelle série, 1re année, t. I, p. 459, 509, 519, 557 ; t. II, p. 44, 89, 138, 160.)

soutenu et encouragé par un premier succès, et appuyé de l'autorité de ce maître, nous n'avons pas hésité un instant, et nous n'hésiterons plus à l'avenir.

Nous ne sommes pas seul, du reste, à avoir pratiqué cette opération. En dehors de M. Huguier, MM. Follin, Broca, Marchal (de Calvi) et Ph. Boyer l'ont aussi pratiquée avec succès.

Mais tous les cas d'allongement hypertrophique qui sont susceptibles de réclamer l'amputation, ou du moins auxquels on peut légitimement l'opposer, ne sont pas aussi évidents, aussi absolus que ceux dont j'ai déjà parlé.

On rencontre une foule de cas dans lesquels le col de l'utérus, sans avoir franchi la vulve, a cependant subi l'allongement hypertrophique.

Si l'on veut se reporter à notre premier chapitre, et se rappeler que la longueur du col à l'état sain ou à peu près, quoique variable, ne dépasse guère deux ou trois centimètres (un pouce); si l'on veut également se remettre en mémoire ce que nous avons dit au même chapitre, quant à la forme du col, — on se rappellera que plus l'on s'éloigne de la puberté, et plus, en général, le col est court, il est alors devenu plus gros; si l'on veut, dis-je, se souvenir de ces faits, on partagera notre opinion.

Toutes les fois que chez une femme déflorée, à plus forte raison chez une femme mère, on trouvera un col de l'utérus ayant acquis une longueur de plus de quatre à cinq centimètres, et que ce col ne sera pas enflammé ou fortement engorgé, on en conclura à juste raison, selon nous, qu'il a subi un allongement hypertrophique. On sera d'autant plus en droit de conclure à cet allongement que l'utérus sera moins volumineux et plus près de l'état sain.

C'est surtout quand le col de l'utérus, sans jamais franchir la vulve, s'en rapproche davantage et vient s'appuyer sur son ouverture ou sur le plancher du vagin, si la matrice n'est pas plus ou moins précipitée, que l'on doit conclure à l'allongement hypertrophique et qu'il y a importance à le faire.

Dans ces cas, et ils ne sont pas rares, il en résulte de véritables et sérieux inconvénients : un frottement s'établit entre le col de l'utérus et la partie sur laquelle il repose, frottement qui peut aller jusqu'à amener l'ulcération de la partie inférieure de l'or-

gane utérin. Mais sans aller aussi loin, ce contact de l'utérus
avec les parois vaginales inférieures peut n'être pas sans inconvénients ; il peut même en faire naître de plus sérieux : l'hystérie,
les convulsions, et une foule d'accidents nerveux, bizarres et
tenaces, des névroses, et peut-être l'épilepsie peuvent en être la
conséquence.

Il s'établit alors dans ces régions, sous l'influence des moindres
causes, la plénitude de la vessie et du rectum, un repas copieux,
la présence de gaz dans l'intestin, si commune chez les personnes nerveuses, en dehors de la dyspepsie *iléo-cæcale* de M. Bache-
let, un chatouillement, une titillation des plus fatiguants, et
dont les conséquences, si elles se prolongent, peuvent aisément
se mesurer.

Que je regrette donc, dans ce moment, de ne pas me rappeler
une expression heureuse de M. Trousseau, un mot comme lui
seul en sait, qui rendrait mieux ma pensée ! Ce mot, M. Trousseau l'employait pour caractériser un fait analogue, quoique
différent : le chatouillement qu'occasionnent les vers dans
l'intestin, et principalement les oxyures dans le rectum des petites filles.

De tout ce qui précède relativement à l'amputation du col de
l'utérus, il résulte : 1° que cette opération ne doit jamais être
appliquée contre le cancer de cet organe, quels que soient sa
forme et son degré de développement ; 2° que cette opération doit
être opposée (c'est l'unique moyen de guérison) aux cas d'allongement hypertrophique ayant dépassé la vulve ; 3° qu'elle peut
être appliquée, dans une certaine mesure, à ceux de ces états
qui n'ont point acquis ce degré de développement, mais n'en
sont pas moins positifs, quand ils s'accompagnent de troubles
graves et qu'ils ne se lient point à une inflammation ou à un
engorgement du corps de l'utérus ou du col lui-même. Telle est
notre seconde conclusion.

Nous touchons, pour ainsi dire, au terme de notre carrière,
puisqu'il ne nous reste plus à faire qu'une simple appréciation
sur l'utilité ou la non-utilité d'un instrument qui, depuis longtemps, a pris rang dans la pratique des maladies gynécologiques.
Il semblerait donc que notre tâche est toute simple et d'une
grande facilité. Il n'en est rien cependant.

Ce serait sans doute un grand inconvénient et un préjudice réel porté à la connaissance des maladies du col de l'utérus, que de vouloir priver le médecin, pour arriver à cette connaissance, d'un instrument aussi précieux, parfois, que l'est le spéculum.

Mais heureusement qu'il ne s'agit pas de proscrire (personne n'y consentirait) l'usage du spéculum, mais de le régler, d'en signaler et d'en stigmatiser l'abus.

A-t-on ou n'a-t-on pas abusé de l'emploi du spéculum dans le diagnostic des maladies du col de l'utérus, ainsi que dans leur traitement?

Telle est, pour terminer, la question qui nous reste à examiner. Nous allons le faire aussi brièvement que possible.

Disons d'abord un mot de l'introduction du spéculum dans la pratique, ainsi que de ses différentes variétés.

Depuis Paul d'Égine, qui est censé l'avoir inventé, jusqu'à nos jours, que de modifications n'a-t-il pas subies? Quelle différence entre la lourde et grossière machine figurée par Ambroise Paré, dans ses *Œuvres complètes* (neuvième édition, p. 747, article *Génération*), et ceux si nombreux et parfois si élégants dont nous nous servons aujourd'hui.

Le spéculum est plein ou à deux, trois et quatre valves. Le spéculum plein ne convient qu'à certains cas spéciaux, et cependant il était préféré par Lisfranc à tous les autres : affaire d'habitude.

Celui que nous préférons est le spéculum à quatre valves et à développements, que les uns attribuent à M. Charrière et les autres à M. Ségalas. M. Charrière nous a dit à nous-même qu'il était de son invention. Nous laissons cela à juger à de plus compétents que nous.

La matière qui sert à fabriquer cet instrument a une certaine importance : plus elle est brillante et polie, et mieux elle remplit l'indication principale, — bien voir, — puisqu'elle absorbe une moindre quantité de rayons lumineux. D'un autre côté, moins elle conduit la chaleur, et plus elle vaut quand il s'agit de pratiquer la cautérisation au fer rouge.

Quoi qu'il en soit de toutes ces questions accessoires, et qui deviennent quelquefois principales, c'est Récamier qui, vers 1815, remit en honneur cet instrument; d'autres ne tardèrent pas à le suivre, et bientôt il devint d'un usage général.

Quelques auteurs ont prétendu que l'étude des maladies de l'utérus ayant surtout fait des progrès à partir de cette époque, l'honneur en revenait principalement au spéculum. On a fait, à ce sujet, une comparaison qui nous semble fautive : on a dit que le spéculum avait opéré pour les maladies de l'utérus ce que le stéthoscope avait fait pour celles contenues dans la poitrine : c'est là, selon nous, une erreur.

Le stéthoscope a permis d'entendre tout ce qui se passe, ou à peu près, dans le thorax, et d'en faire la part distributive juste et précise à chacun des organes renfermés dans cette cavité splanchnique. En est-il ainsi du spéculum pour les maladies de l'utérus? Nous ne le pensons pas. Il convient d'abord de mettre de côté, et tout à fait en dehors de son action, tout ce qui a trait aux annexes de la matrice et à son corps; non seulement cela, mais encore une bonne partie de ce qui regarde le col, puisqu'il n'éclaire que sa surface externe et son orifice, et un peu la partie inférieure de son canal interne.

Mais s'il n'est pas juste de dire que les progrès faits par les maladies de l'utérus depuis quarante ans, progrès réels, dépendent de la réintroduction du spéculum dans la pratique, il est tout à fait équitable de prétendre que l'auteur de cette réintroduction leur a donné une impulsion telle, que la secousse s'en fait encore sentir, et que l'éveil une fois donné, et donné par un tel homme, il n'y a plus eu moyen d'en détourner l'attention, ce qui a amené un progrès presque continu, avec des alternatives diverses.

Toujours est-il que c'était une grande figure et une haute personnalité que M. Récamier. Ceux qui voudront être édifiés à cet égard n'auront qu'à lire, et je les y engage, la préface de la première édition du livre de MM. Trousseau et Pidoux.

C'est quelque chose de rare et presque de merveilleux qu'un tel langage tenu et adressé par de tels hommes à un tel autre homme.

Mais revenons à l'emploi du spéculum dans le diagnostic des maladies de l'utérus, ou plutôt de son col, et tâchons de préciser celles où il est indispensable et celles où il n'est que facultatif. Ce sera là, si nous ne nous faisons pas illusion, un moyen sûr, presque infaillible, de dire ce qui *ressortit* à l'usage et ce qui se rapporte à l'abus.

De toutes les lésions que nous avons passées en revue, il en est un petit nombre dont la connaissance n'est acquise d'une manière certaine que par l'emploi du spéculum. Parmi celles-ci sont les granulations, les rougeurs, etc., et toutes les autres colorations de la muqueuse qui recouvre le col; il en est encore ainsi de toutes les ulcérations qui peuvent être soupçonnées, mais dont le diagnostic n'est sûr, et surtout différentiel, que par l'emploi du spéculum. *Ressortissent* encore à cet emploi, la nature sinon la présence de certains polypes, les polypes muqueux, par exemple, et les plus petits parmi les fibreux. Il en est encore de même des différentes sécrétions fournies par les organes sexuels de la femme, dont le spéculum seul peut préciser l'origine et faire la part respective fournie par chaque organe. Le spéculum peut encore rectifier le jugement porté par le doigt sur le volume et la forme du col lui-même. N'omettons pas cependant de dire qu'à cet égard il peut modifier, changer l'aspect réel des choses, et faire commettre des erreurs que le doigt est chargé de rectifier. Ce qui tout naturellement nous amène à dire un mot du toucher, et à l'opposer au spéculum.

Le toucher, et le toucher vaginal, nous ne voulons parler ici que de celui-là; il n'y aurait pas équité à y joindre la palpation abdominale et le toucher rectal, ce serait par trop accabler le spéculum.

Ce moyen de diagnostic est tellement précieux et au-dessus de tous les autres, qu'à lui seul il suffit, dans l'immense majorité des cas, et ne peut être remplacé ni même souvent *suppléé*.

Nous ne dirons pas comment il se pratique : nous supposons cette connaissance acquise; elle est d'une si grande importance, que nous ne pouvons pas ne pas la croire familière à nos confrères; ce serait leur faire injure.

Par le toucher, on acquiert la connaissance de l'état de l'utérus et même de ses annexes; on a conscience de leur volume, de leur poids, de leur dureté, de leur forme et de leur température, ainsi que de leur sensibilité : pour tout cela le spéculum n'est d'aucune utilité, d'aucun secours.

Quant au col, nous venons de voir ce qu'il peut faire; voyons maintenant ce qu'il ne peut révéler, et mettons le tout en présence des renseignements fournis par le doigt : il ne nous res-

Quant au traitement des maladies du col, si l'on se souvient de ce que nous en avons dit, au chapitre de l'engorgement et de la cautérisation, après toutefois en avoir fait une histoire complète et détaillée, on conviendra avec nous que souvent il peut se passer du spéculum.

Mais convenons et disons que, souvent aussi, dans l'état actuel des choses, il ne peut s'en passer. Le vagin étant un canal plein, et non un tube plus ou moins vide, ainsi que l'application du spéculum le fait voir, et que cela résulte des coupes verticales opérées par M. Legendre sur des cadavres congelés, toutes les fois donc qu'il s'agira de porter des modificateurs quelconques sur le col, il faudra, de toute nécessité, employer le spéculum. Il en sera encore de même quand il s'agira de pratiquer une opération au col de l'utérus, resté en place, ou d'opérer le cathé-térisme de cet organe.

A ce sujet, n'y aurait-il pas lieu de regretter, de déplorer même l'emploi que l'on a fait et que l'on fait encore quelquefois du spéculum? Ne sait-on pas, en effet, que, pour introduire une sonde dans le col de l'utérus, il faut le fixer? Rien de plus facile que le cathétérisme de l'utérus, quand son col est pris dans *la lumière* d'un spéculum; rien de moins aisé, pour ne pas dire plus, que cette même opération quand l'instrument n'est guidé que par le doigt.

Est-ce donc, en dehors de toute manœuvre coupable, attenta-toire aux lois, aux mœurs et à la religion, un bienfait pratique, et dont on doive se vanter, que le cathétérisme plus ou moins permanent de l'utérus, et par conséquent que l'introduction dans la pratique des différents redresseurs?

Mais hâtons-nous de conclure, et tâchons de ne pas imiter certains *alarmistes,* plus susceptibles que la vertu la plus cha-touilleuse et que la pudeur la plus candide et la plus virginale, certain docteur R..., entre autres; tâchons surtout de ne pas être injustement exclusif, et de nous souvenir que le *français* dans les mots veut être respecté, et que, tout en respectant ce qui doit être respecté, et en voilant ce qui doit être caché, *dans l'intérêt de nos mères, de nos femmes et de nos filles,* nous devons accepter (quoi qu'il leur en coûte et à nous aussi) tout ce qui peut relever leur santé compromise et la consolider, préserver leur vie et la prolonger.

Nous disons donc, et ce sera notre troisième et dernière conclusion, que, pour le diagnostic de certaines maladies du col, — nous les avons suffisamment spécifiées, — le secours du spéculum est indispensable; mais qu'une fois cette connaissance acquise, un emploi de cet instrument plus prolongé et plus fréquent serait un abus et deviendrait un acte blâmable, de pure curiosité.

Quant au traitement local, il est parfois aussi indispensable; il en est encore de même pour les opérations pratiquées au col : opérations et traitement local qui deviendront de moins en moins fréquents et indispensables par les progrès de l'hygiène et d'une saine thérapeutique.

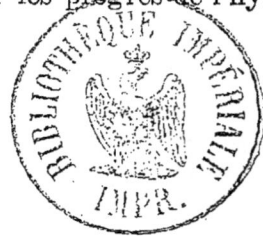

TABLE DES MATIÈRES

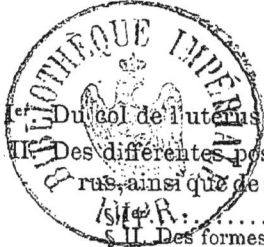

tera plus qu'à comparer, qu'à peser, s'il est possible de m'exprimer ainsi.

Par l'application du spéculum, on permet à la lumière de s'introduire jusqu'au fond du vagin, et d'éclairer le petit champ, le champ restreint du museau de tanche, et encore? Quant au reste du col, l'œil ne le parcourt que difficilement, et non sans occasionner souvent de la douleur. Le spéculum ne peut donc fournir que des notions de forme (et nous avons dit que même il les fausse quelquefois) et des notions de couleur; c'est quelque chose assurément, mais c'est peu en comparaison de ce qui manque à un pareil moyen d'investigation. Par le toucher, on acquiert, à la place des notions de couleur, des notions de température, souvent corrélatives et presque toujours supérieures pour la valeur diagnostique; on a aussi des notions de forme, et souvent plus positives que par le spéculum, qui fait disparaître la vérité des choses; mais on a, de plus, des sensations de dureté, de mollesse, de poli, de rugueux, etc., etc., toutes choses précieuses qui, jointes aux notions de sensibilité, constituent un contingent de connaissances supérieur, par leur ensemble, à celles fournies par le spéculum, quoique celles-ci, il faut en convenir, dans leur sphère restreinte et limitée, ont quelque chose de plus précis, de plus positif, de plus absolu.

Pour nous, si nous avions à choisir entre le toucher vaginal et l'application du spéculum, nous n'hésiterions pas un seul instant : nous choisirions le toucher. Par lui, nous pourrions manquer de quelque renseignement positif; mais d'un autre côté, nous aurions un ensemble tellement compacte que, le plus souvent, il nous suffirait. Donc, si nous devions perdre l'une de ces deux choses, nous préférerions être privé du spéculum que du toucher : nous mettons donc ici la faculté de sentir au-dessus de celle de voir.

De tout quoi il résulte, pour nous, de la manière la plus évidente, que le *bilan* du spéculum est petit et limité, mais qu'il est positif.

Quand donc on l'a appliqué une fois convenablement et dans de bonnes conditions de lieu et de lumière (la lumière du jour est toujours préférable), il a fait pour le diagnostic tout ce qu'il pouvait faire. En est-il ainsi du toucher? Non, certes; il se rectifie et se perfectionne souvent d'un jour à l'autre.